KB248549

반드시 알아야 할 노인건강 생활 7

노인질환을 예방하는
이혈마사지

반드시 알아야 할 노인건강 생활 7

노인질환을 예방하는 이혈마사지

초판 인쇄 2018년 2월 20일
초판 발행 2018년 2월 27일

지 은 이 육조영 전지원
펴 낸 이 최종숙
펴 낸 곳 글누림출판사

편집기획 이태곤
디 자 인 안혜진 홍성권
편　　집 권분옥 홍혜정 박윤정 문선희 추다영
마 케 팅 박태훈 안현진 이승혜

주　　소 서울시 서초구 동광로 46길 6-6 문창빌딩 2층(06589)
전　　화 02-3409-2055(대표), 2058(영업), 2060(편집)
팩　　스 02-3409-2059
전 자 메 일 nurim3888@hanmail.net
홈 페 이 지 www.geulnurim.co.kr
블 로 그 blog.naver.com/geulnurim
북트레블러 post.naver.com/geulnurim
등 록 번 호 제303-2005-000038호(2005. 10. 5)

정가는 뒤표지에 있습니다.
ISBN 978-89-6327-417-1 14510
　　　978-89-6327-296-2 (세트)

＊이 책의 판권은 저작권자와 글누림출판사에 있습니다. 서면 동의 없는 무단 전재 및 복제를 금합니다.
＊잘못된 책은 바꿔드립니다.
＊ 이 도서의 국립중앙도서관 출판예정도서목록(CIP)은 서지정보유통지원시스템 홈페이지(http://seoji.nl.go.kr)와 국가자료공동목록시스템
　(http://www.nl.go.kr/kolisnet)에서 이용하실 수 있습니다.(CIP제어번호: CIP2018006389)」

＊ 이 연구는 2017학년도 한국체육대학교 자체학술지원금으로 제작되었음.

노인질환을 예방하는

이혈마사지

육조영 전지원

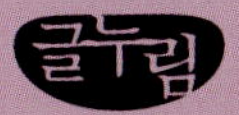

머리말

노인질환을 예방하는 이혈마사지

전통의학이 오랜 치료에서 얻은 경험을 통해 확인한 신체의 놀라운 신비 중 하나는, 신체의 각 부위는 신체기관 전체 부위와 감응한다는 점이다. 신체 부위의 개체들은 각 기관이 하나하나 자신만의 소우주를 이루며, 그 소우주들은 다시 신체라는 하나의 대우주를 형성한다. 이 놀라운 사실은 날마다 우리의 신체 한곳이라도 아픈 곳이 없는 일상에서, 자신의 신체를 잘 관찰하면 질병의 증상을 유추할 근거가 된다.

귀 역시 인간의 신체라는 우주의 축소판이다. 귀에 있는 혈위를 찾아 금연에 성공했다는 소식을 접한 적이 있었고, 여러 치료 효과를 실제로 접하는 기회가 있었을 터이다. 신체의 이같은 놀라운 효과는 우리가 조금만 주의를 기울여도 많은 치료 효과를 누리며 활기찬 생활을 할 수 있다는 의미를 가지고 있다.

이 책은 점차 늘어가는 노인인구로 인해 겪게 될 사회변화에서 어떻게 하면 노인질환을 예방, 치료할 것인가라는 문제의식에서 출발했다. 저자는 마사지 전공한 연구자로서 마사지를 활용하여 많은 효과를 거두었고, 이를 교육에 적용함으로써 사회체육을 전공한 많은 후학들이 신체활동을 통해 건강을 누리며 건강한 노후를 보내기를 염원한다.

이혈마사지는 선제적으로 노인질환을 예방하는 데 그 목적이 있다. 이 책을 통해 이혈마사지 보급은 건강한 노년을 살아갈 하나의 지침서일 뿐만 아니라 나아가 노인분들 스스로 질병 예방의 방법으로 삼아도 좋고 외과적 시술의 보조적인 수단으로 삼아 건강을 회복하는 방편으로 삼아도 좋겠다는 의도에서 비롯되었다.

노인질환의 대부분은 만성질환이다. 이는 나이를 먹으면서 신체기능의 저하로 인해 생겨난 노화의 자연스러운 결과로서의 증상들이다. 하지만 이 결과는 얼마나 노력하며 건강에 이롭지 못한 습관을 개선하는가에 따라 완화시킬 수 있다. 만성질환은 약에 의존하고 생활습관을 고치지 않으면 벗어나기 어려운 늪지대와 같다. 늪지대를 통과하기 위해서는 그에 걸맞는 준비와 노력이 필요하다.

저자가 발견하고 응용해온 이혈마사지의 효능은 단순히 즉흥적이고 작은 효과를 얻는 것으로 그치지 않는다. 질병의 전조증상을 관찰하고 이에 대응할 수 있고, 활력있는 삶을 가능하게 해준다. 이혈마사지는 마사지요법에 그치지 않고 병의 전조를 알려주는 혈위의 전조증상을 관찰하는 방법, 양생효과와 질병 치료효과가 높은 혈위를 중심으로 질환과 증상별로 정리해 놓았다.

증상과 질환은 인체의 소우주가 균형을 잃은 상태에서 나타나는 신체의 반응이다. 이 고통을 잘 알고 다스려가다 보면 증상을 완화시키고 신체의 균형을 회복하는 길을 찾아낼 수 있다고 본다.

부디, 이 책을 통해 건강한 노년을 보내는 작지만 알찬 효과를 경험하였으면 한다.

2017년 여름, 저자

Section 1   귀의 건강은 전신의 건강이다

이혈(耳穴)마사지의 효능과 절차

귀를 보면 건강을 안다

귀의 변화를 관찰하여 질환을 판단한다

이혈을 자극하는 귀마사지 방법

귀마사지 요법

귀마사지 금기와 주의사항

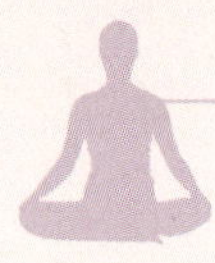

Section 2   **만병통치 이혈마사지**

인체의 경혈(1)

양자혈

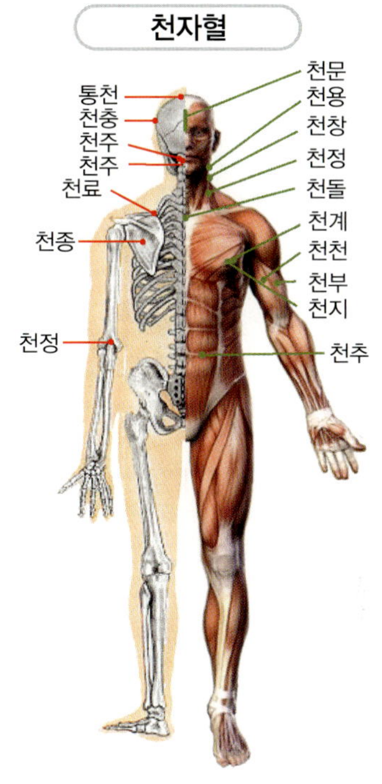

천자혈

일월성구혈

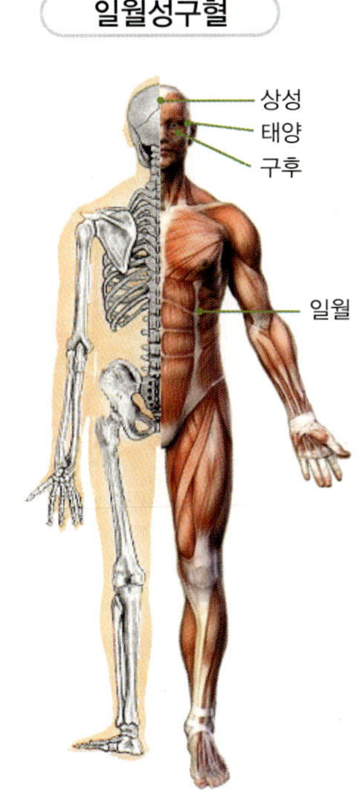

풍자혈

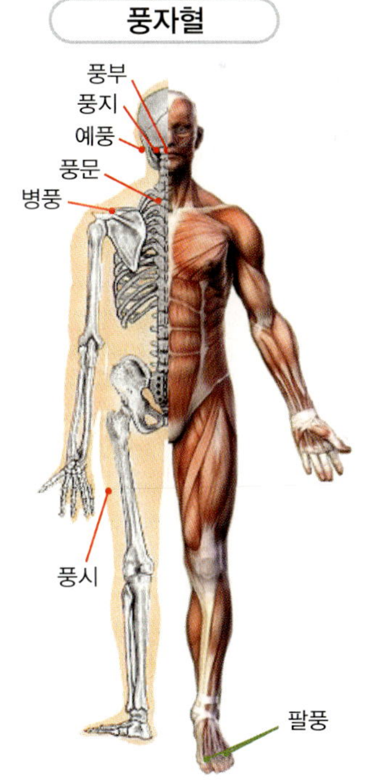

인체의 경혈(2)

기자혈

상자혈

중자혈

하자혈

육조영(2013)

인체의 경혈(3)

내, 외자혈
내영향
견외수
외릉
내관
외관
외노궁
내슬안
외슬안
외과점
내과정
내정

거, 돌자혈
거료
부돌
수돌
천돌
거골
거걸
대걸
상거허
하거허

소, 소자혈
소장수
소해
소해
소해
소상
소골공
소충
소부
소택

태, 대자혈
태양
대영
대추
대저
대포
태을
대횡
대거
대창수
대혁
태연
대릉
대골공
태계
대종
태충
대도
태백
대돈

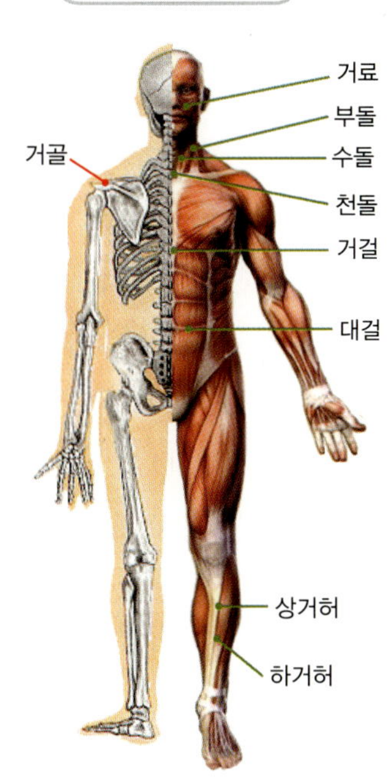

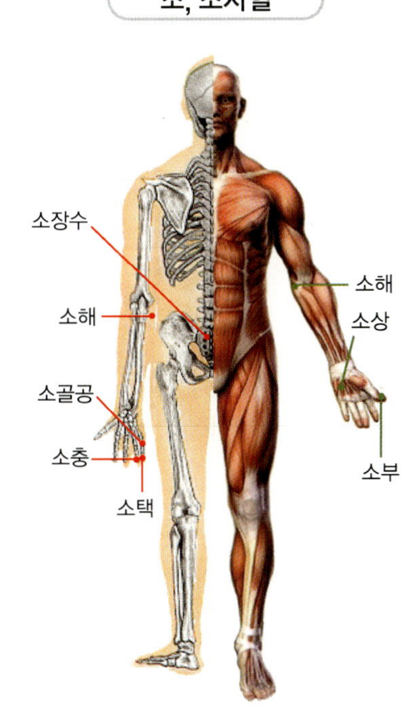

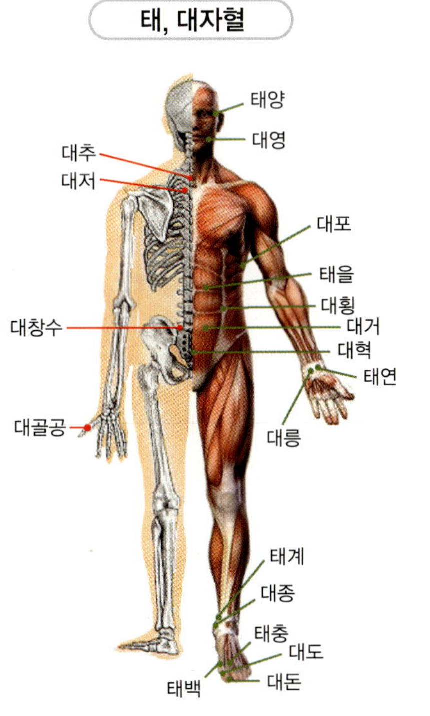

인체의 경혈(4)

음자혈
두규음
내영향
궐음수
음도
음교
음극
음렴
음시
음곡
음포
음릉천
삼음교
족규음
지음
지, 연자혈
지창
연액
택연
지기
지오회
관자혈
상관
하관
석관
격관
관문
요양관
관원
관원수
내관
외관
관충
비관
슬양관
슬관
천자혈
렴천
극천
천천
중천
곡천
음릉천
양릉천
용천
태백

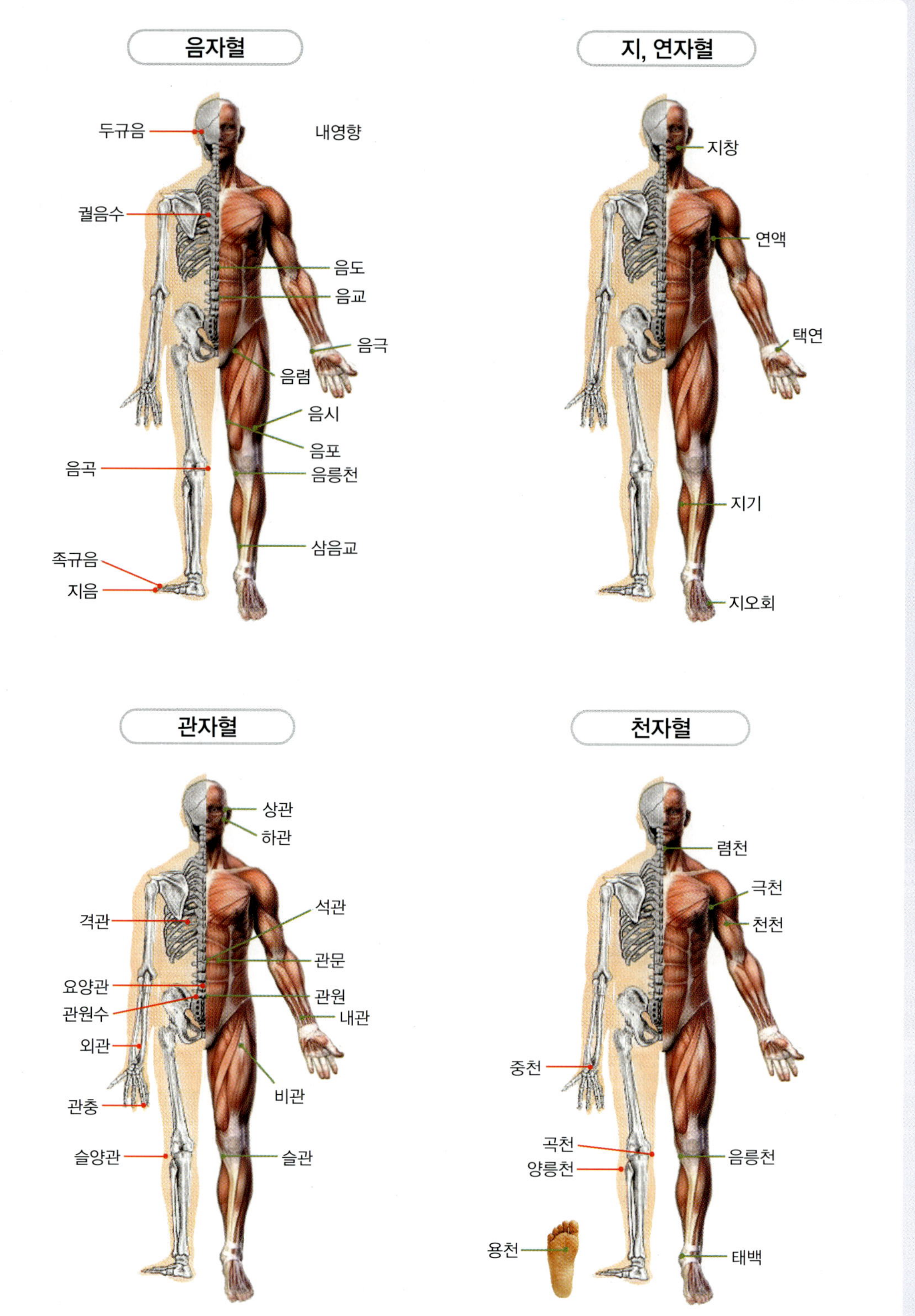

인체의 경혈(5)

지, 택자혈
풍지
천지
척택
곡지
곡택
양지
소택
수, 계자혈
수구
수돌
천계
수분
수도
양계
후계
택계
수천
해계
협계
교, 도자혈
도도
신도
음교
수도
유도
령도
양교
삼음교
교신
중자혈
미충
천충
기충
충문
관충
중충
소충
충양
택충

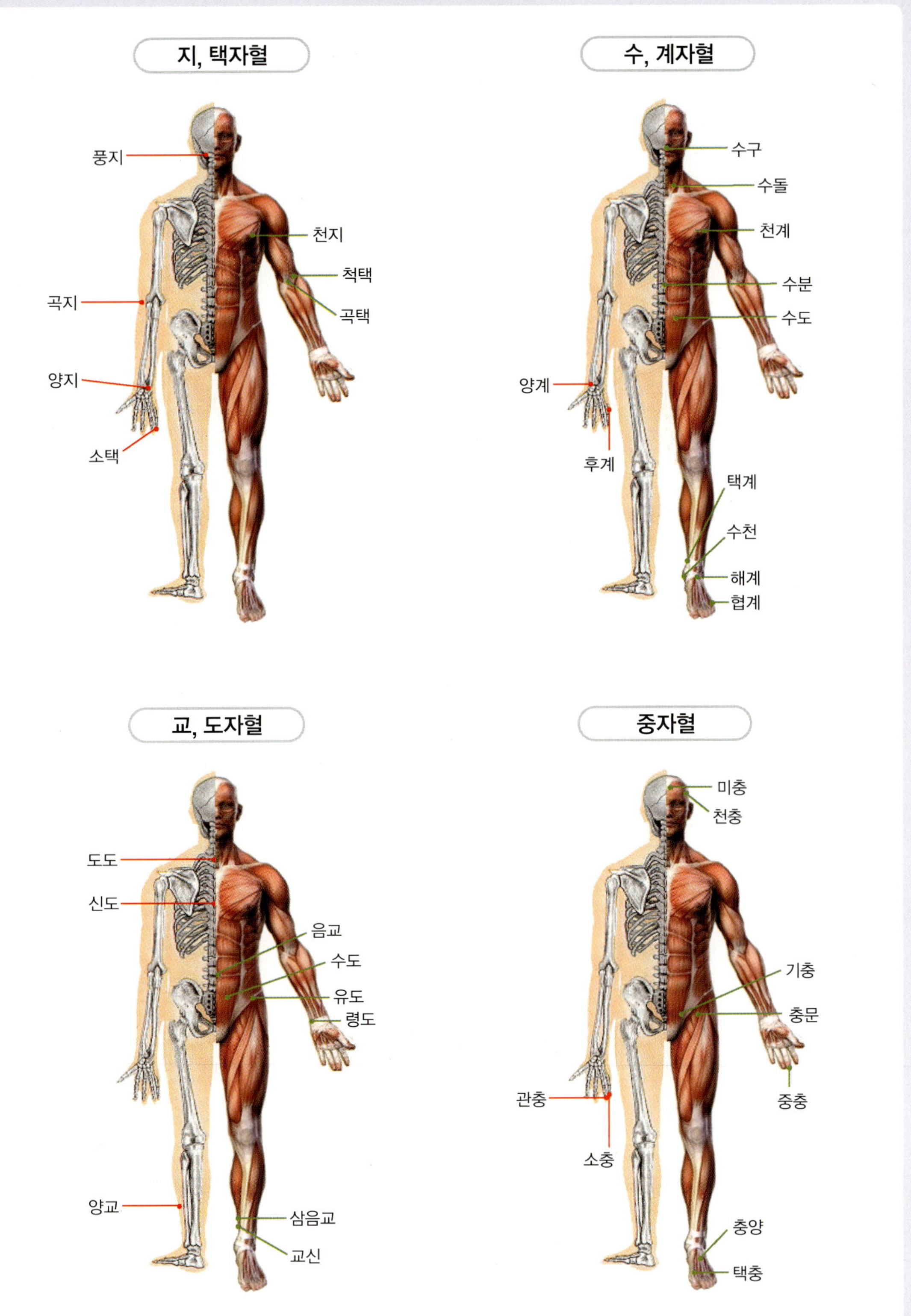

인체의 경혈(6)

구, 릉자혈

외릉
대릉
량구
음릉천
양릉천
외구
구허
상구

곡자혈

솔곡
복통곡
양곡
합곡
전곡
음곡
루곡
연곡
족통곡
함곡

동물자혈

찬죽
사죽공
구화료
지창
복통곡
식두
량문
기문
량구
누곡

문자혈

어요
아문
풍문
혼문
명문
황문
경문
구미
어제
액문
은문
복토
백충와
학정
독비
여구
금문

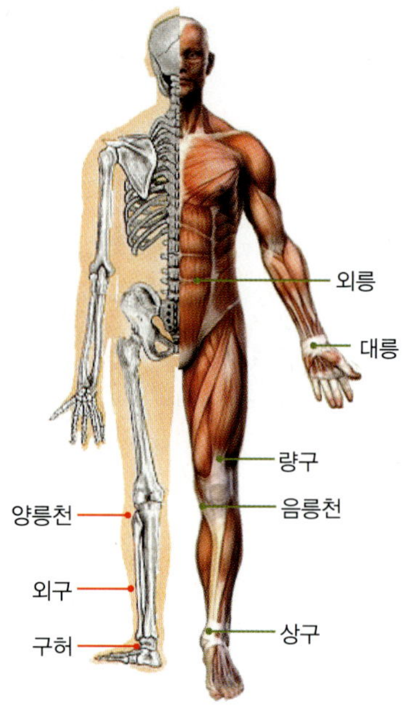

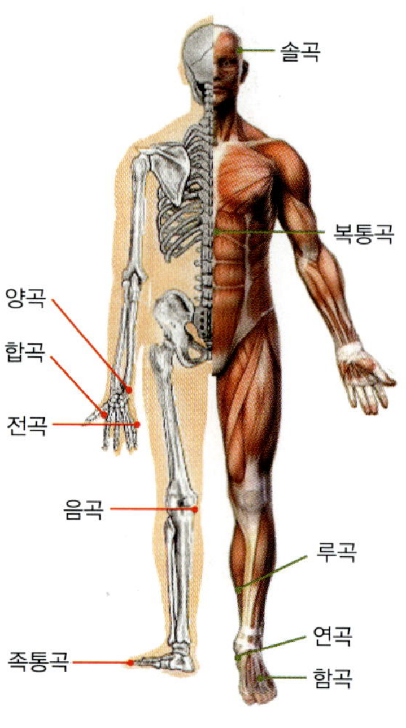

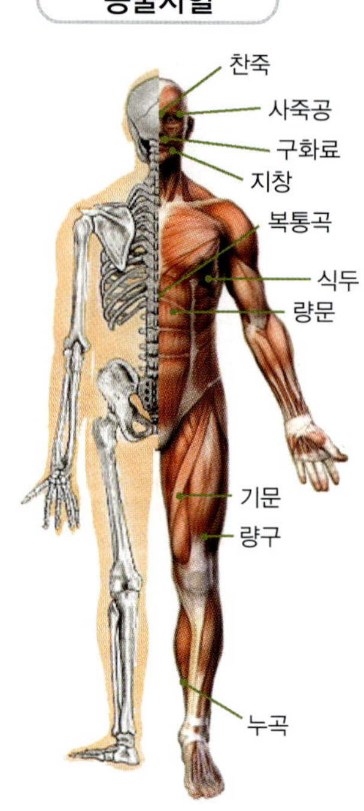

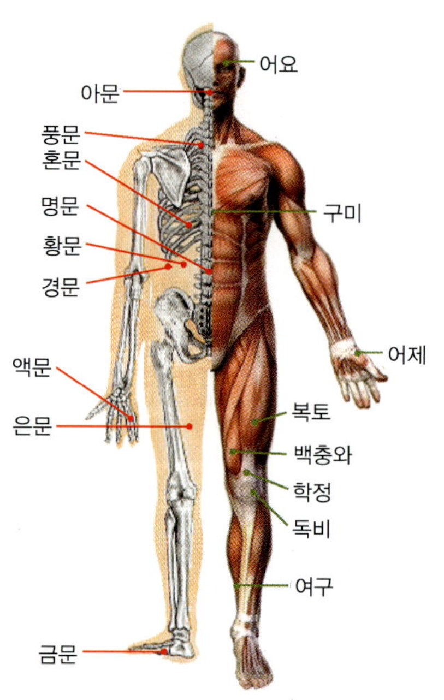

인체의 경혈(7)

문자혈
천문
이문
운문
아문
풍문
혼문
명문
황문
경문
유문
기문
량문
관문
장문
활육문
극문
신문
액문
은문
기문
충문
석문
기문
금문
담, 주자혈
인당
천주
신주
신당
옥당
추자혈
중추
현추
천추
오추
궁자혈
청궁
자궁
자궁
외로궁
로궁

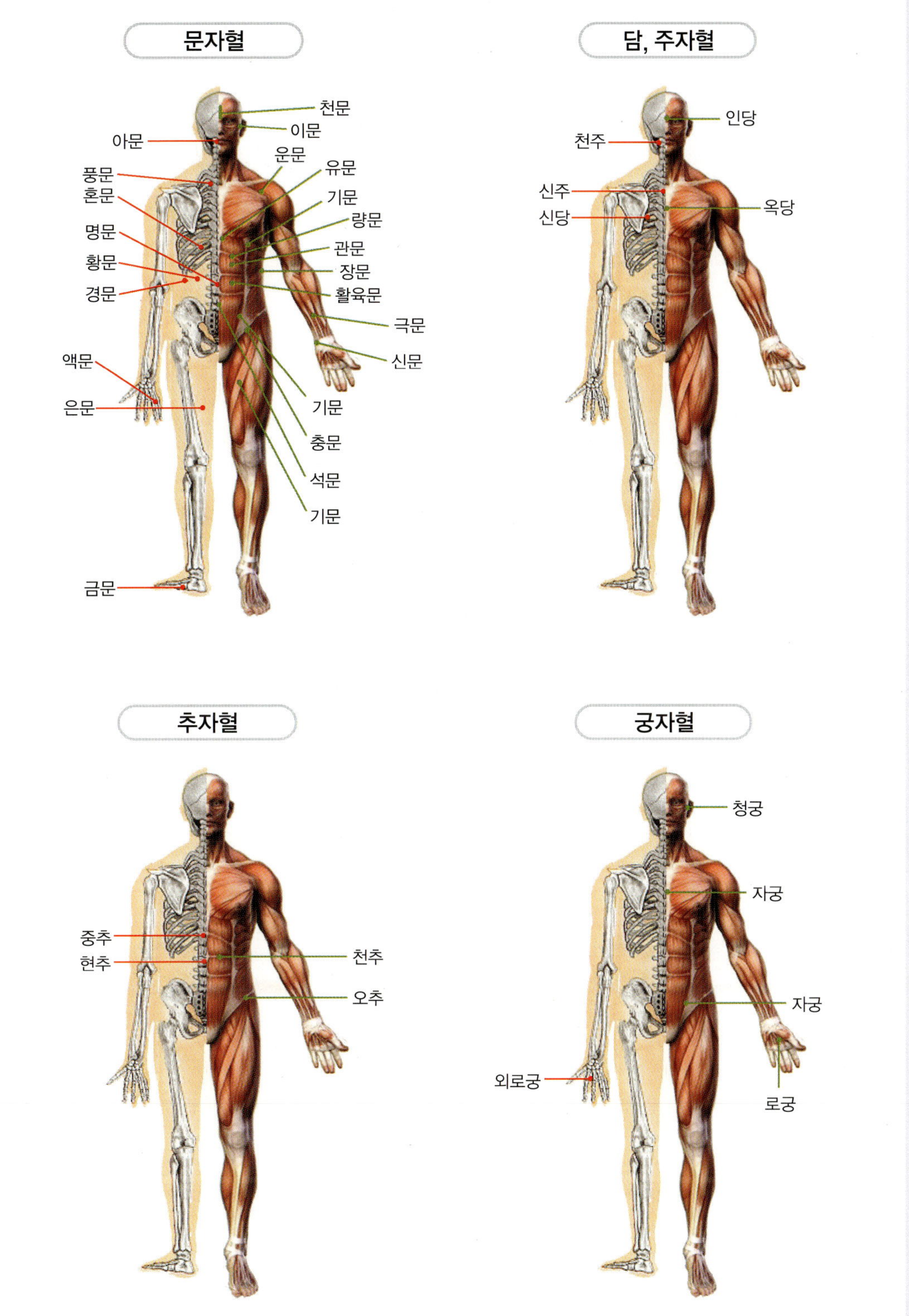

인체의 경혈(8)

부자혈

곡자혈

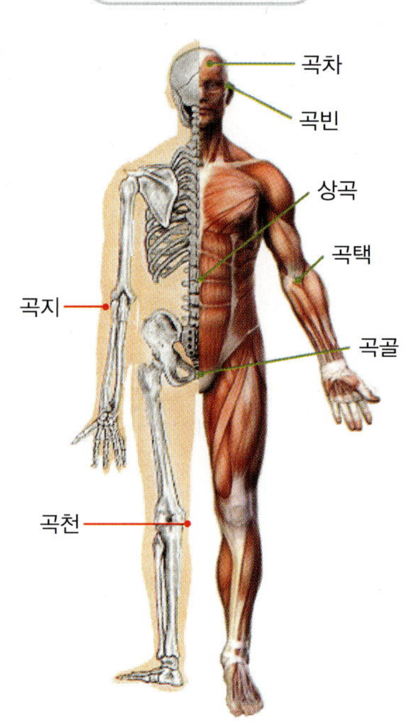

승자혈

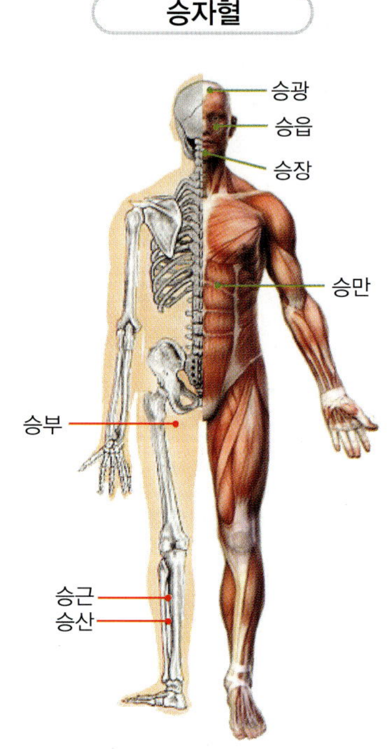

현자혈

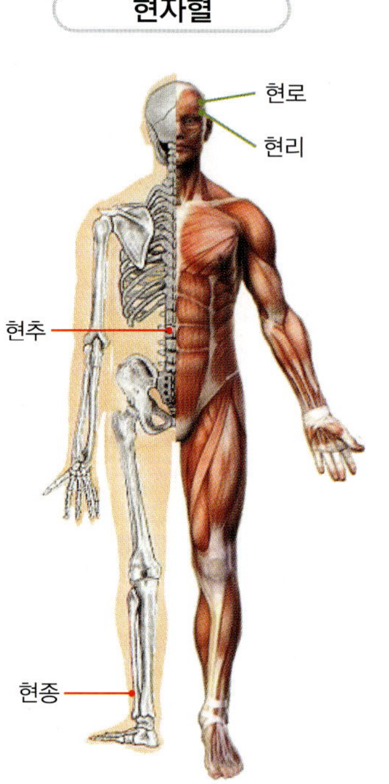

인체의 경혈(9)

정자혈

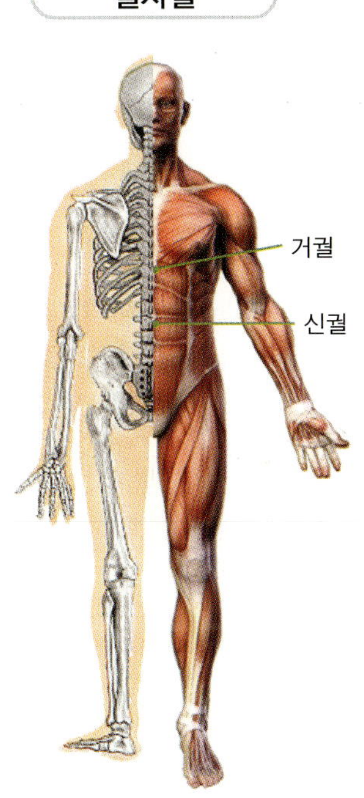

간자혈

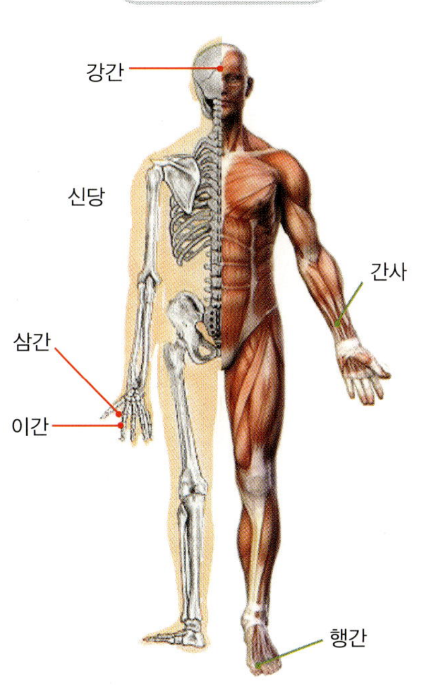

궐자혈

정, 창자혈

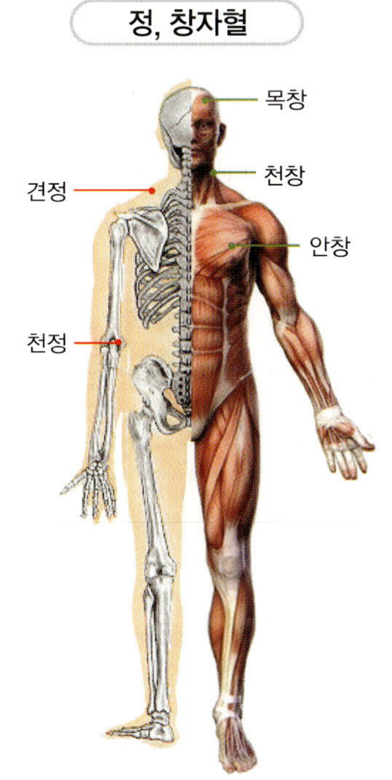

육조영(2013)

인체의 경혈(10)

회자혈

견, 요자혈

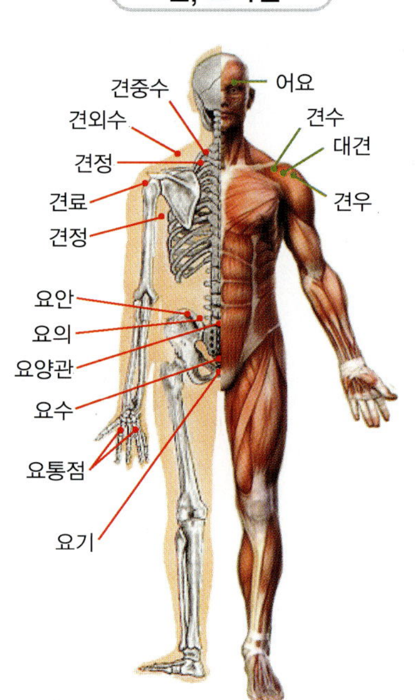

읍, 영자혈

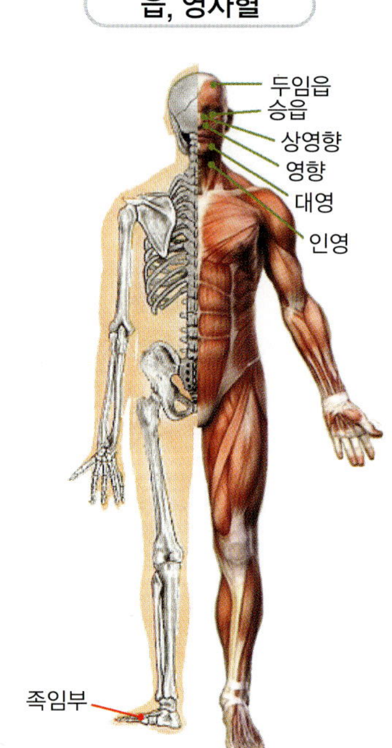

맥자혈

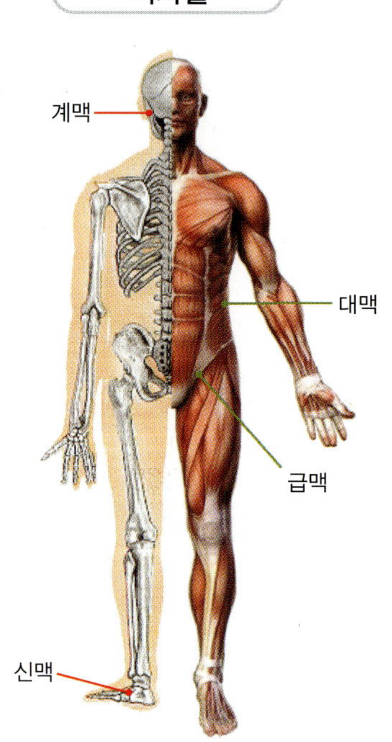

육조영(2013)

인체의 경혈(11)

령자혈

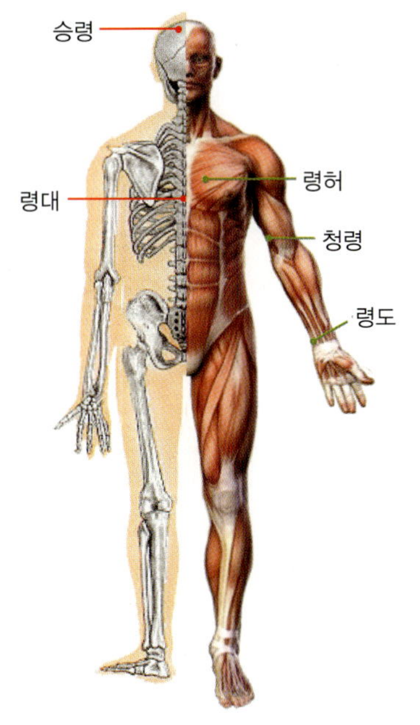

상, 석자혈

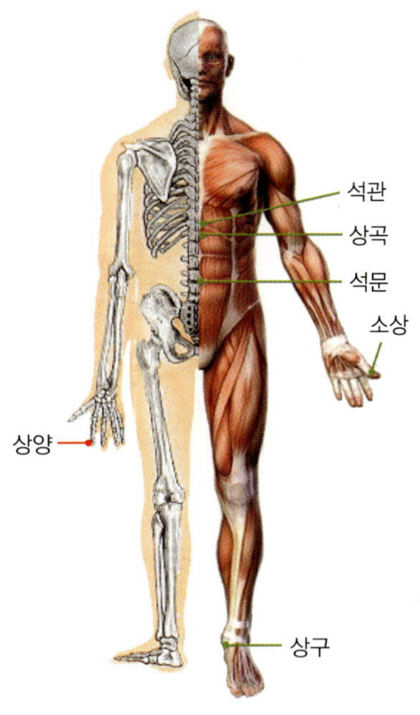

백자혈

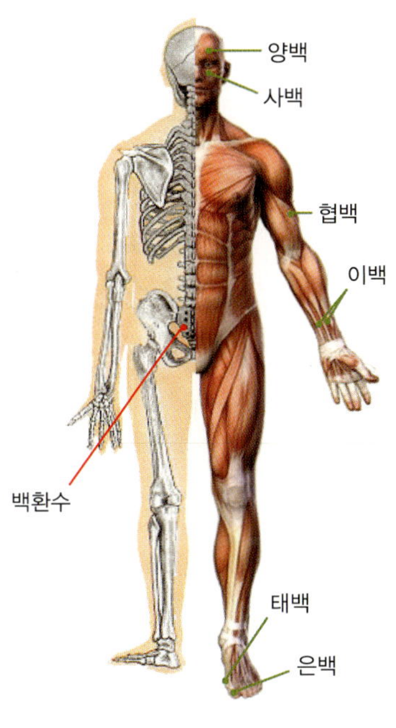

신자혈

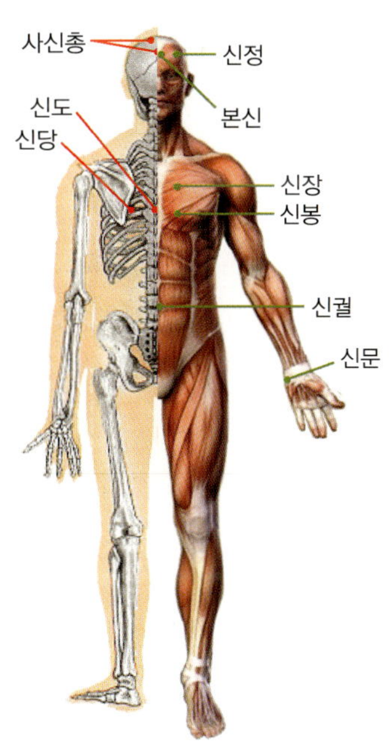

인체의 경혈(12)

유자혈
견중수
폐수
노수
견외수
궐음수
심수
독수
격수
완하수
간수
담수
비수
위수
선수
관원수
소장수
중려수
수부
견수
삼초수
시해수
하극수
대장수
황수
방광수
요수
백환수

골자혈
완골
숨골
거골
완골
경골
속골
곡골
횡골
관골

료자혈
천료
견료
주료
팔료
상료
차료
중료
하료
소료
동자료
이화료
권료
거료
구화료

숫자혈
사신총
삼초수
열일곱추
팔료
사독
삼양락
팔사
삼간
이간
오처
사백
사만
오추
이백
사봉
십선
박충와
삼음교
팔풍

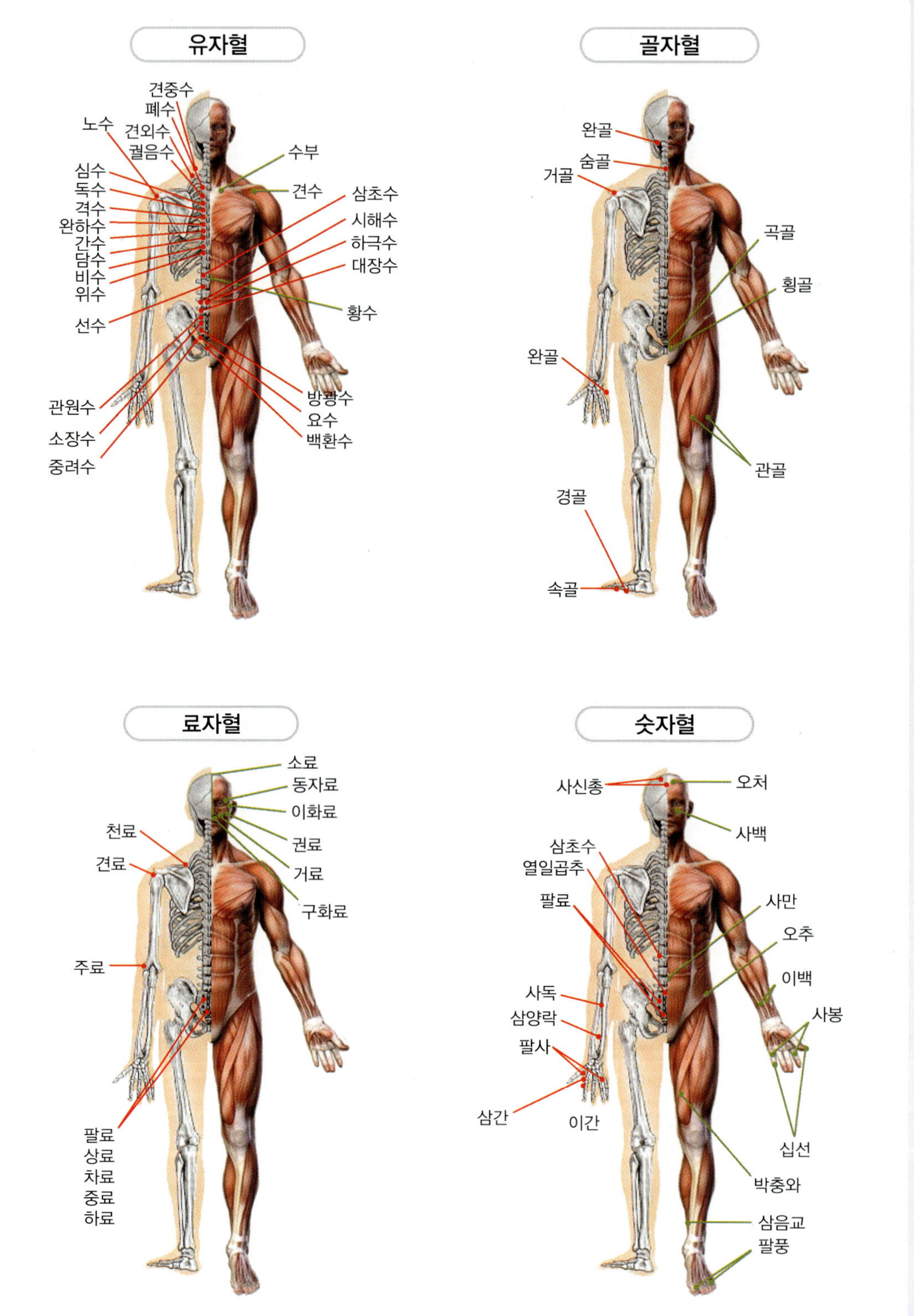

인체의 경혈(13)

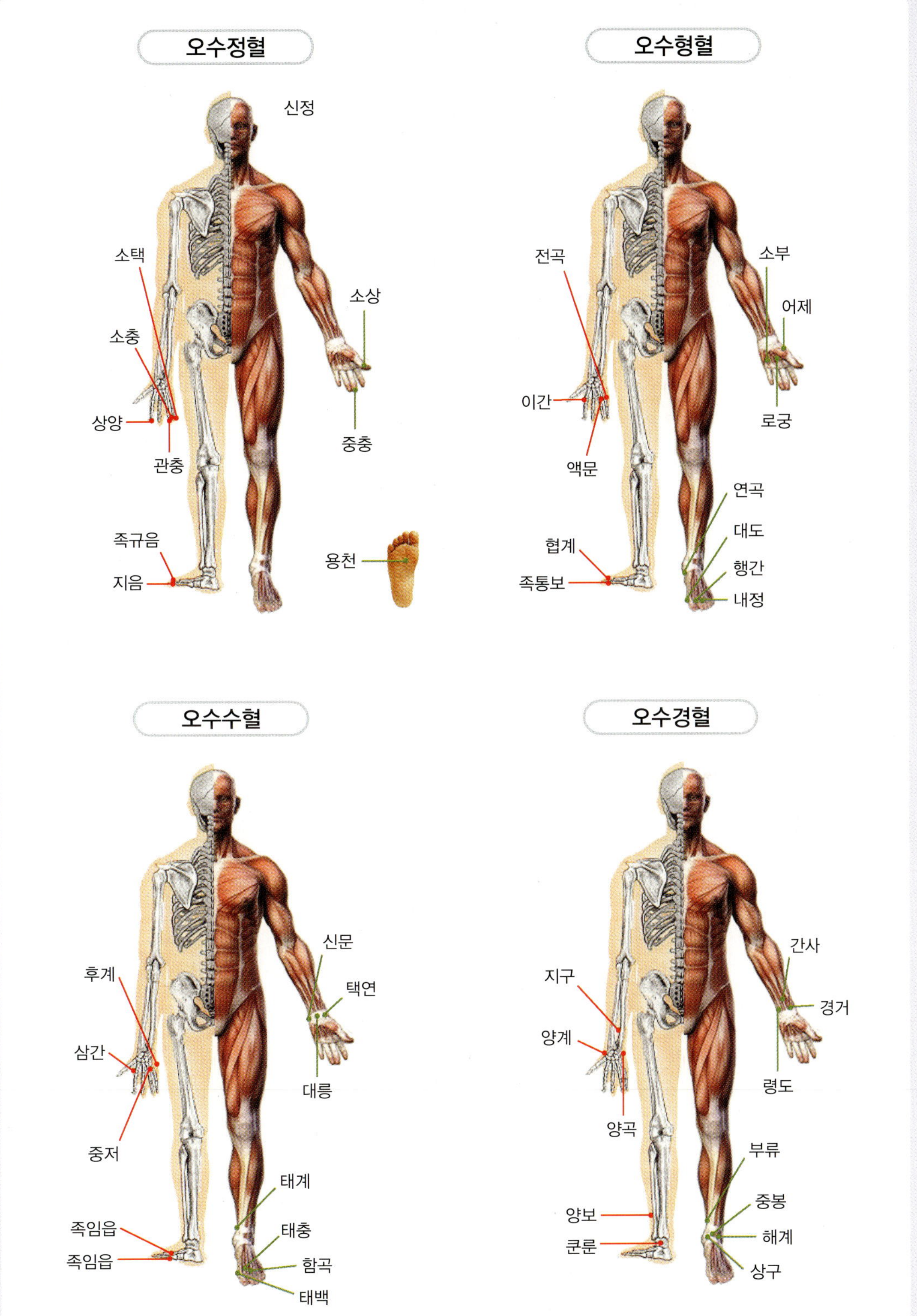

육조영(2013)

인체의 경혈(14)

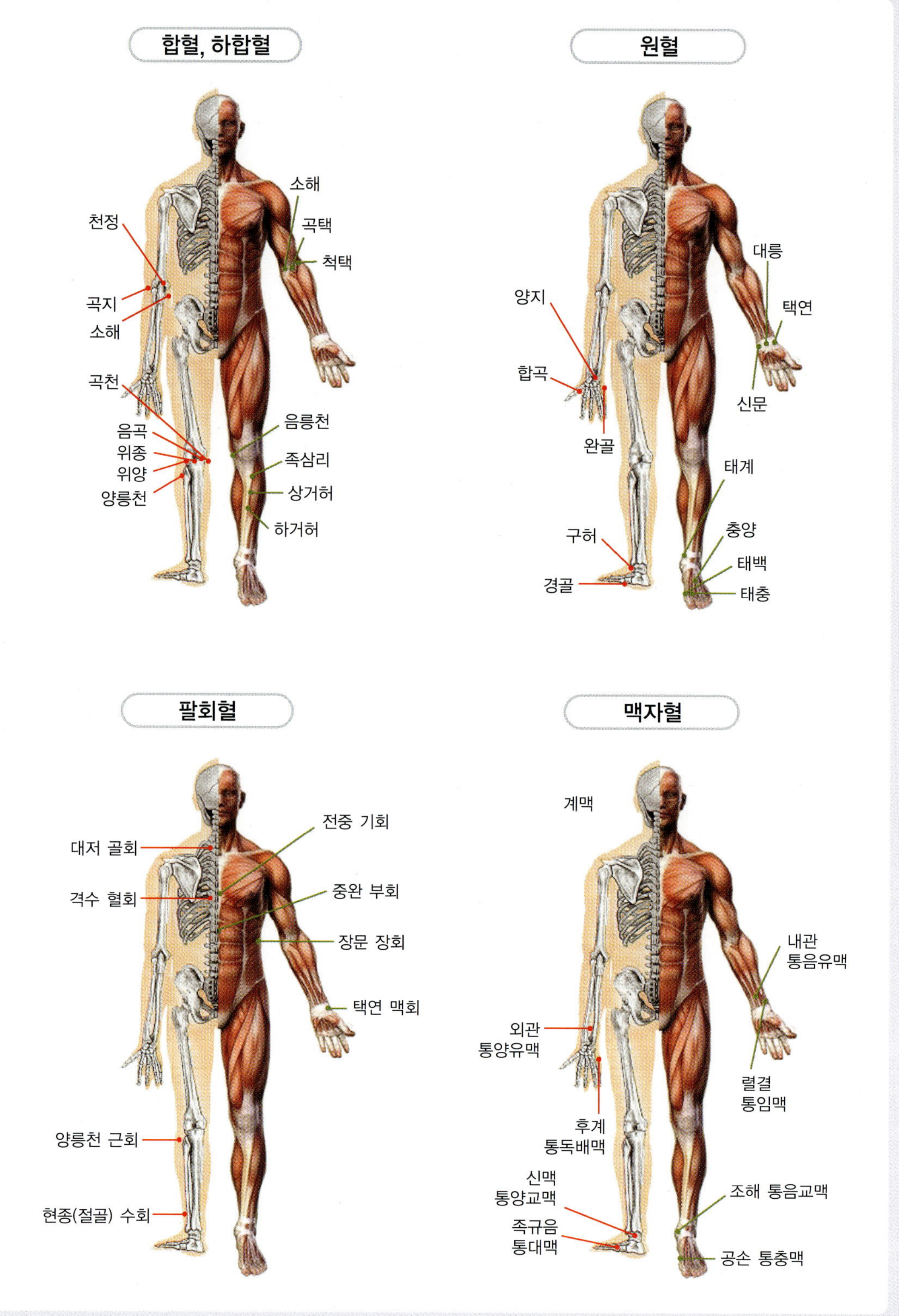

육조영(2013)

인체의 경혈(15)

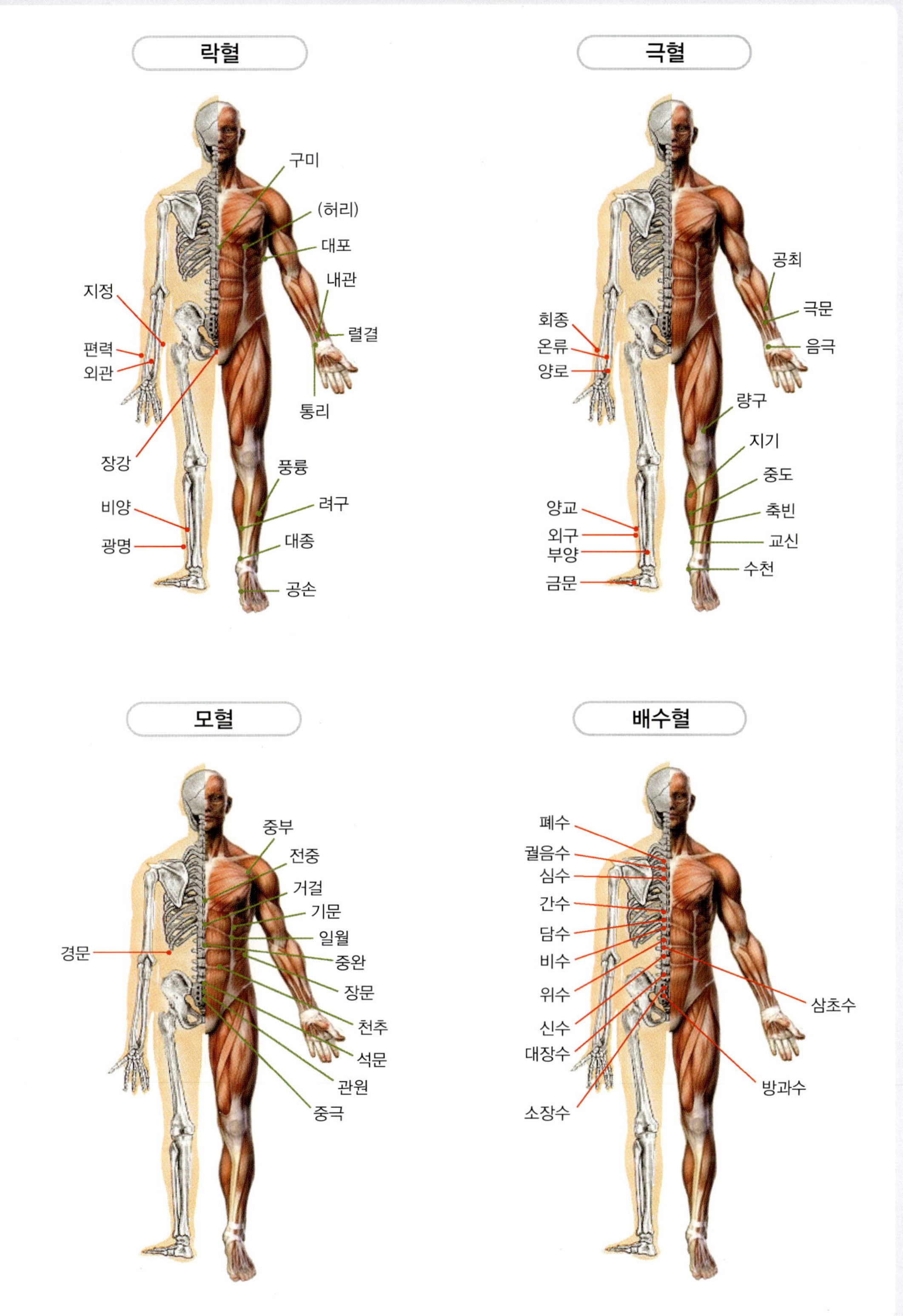

육조영(2013)

마사지의 인체 효과

01 근육에 미치는 마사지 효과

마사지가 근육계통에 미치는 영향

- 근섬유는 산소와 영양분을 공급받는다
- 마사지를 받으면 노폐물이 근섬유로부터 신속하게 배출된다
- 마사지는 근육의 운동기능을 향상시킨다
- 피로한 근육을 마사지하면 근육의 활동 능력이 3~5배 증가한다
- 마사지는 운동 상해 예방에 도움을 준다
- 마사지는 경기력 향상에 도움을 준다
- 마사지는 근육의 혈액 공급을 촉진한다
- 마사지는 근육의 이완 및 수축기능을 조정한다

육조영(2013)

02 인체에 미치는 마사지 효과

> 스포츠 마사지는 선수의 경기력 향상 (피부, 근육, 기능)을 목적으로 한 기계적인 자극을 일으키는 요법이다.

마사지의 연구 영역

- 인체조직에 대한 물리적 영향
- 마사지가 피로회복에 미치는 영향
- 마사지가 경기력 향상에 미치는 영향
- 마사지가 운동 상해 예방에 미치는 영향
- 마사지가 유연성 증가에 미치는 영향
- 마사지가 림프액의 활동·물질대사·중추신경계·감각기관에 미치는 영향
- 마사지가 기능항진에 미치는 영향
- 마사지가 면역 기능에 미치는 영향
- 마사지가 근육·뼈·림프·소화·호흡·사고 등의 신경 지배 메커니즘에 미치는 영향
- 마사지와 내장 수용기에 관한 연구
- 마사지가 신심 안정에 미치는 영향
- 마사지가 직무 기록에 미치는 영향
- 마사지가 노화 지연에 미치는 영향

근육에 미치는 마사지 효과

스포츠 마사지는 체중, 근과 심신의 기능 회복, 기계적 자극작용, 물리적 자극작용이 기능을 회복시키기 위해 행해지는데 효과가 높다. 또한 예방과 치료, 컨디션 조절 기능에도 중요하게 작용하는 수기요법이다

육조영(2013)

03 피부에 미치는 마사지 효과

피부는
중추신경계통과
밀접하게
작용한다

피부는
외부 환경의 직접적
영향으로부터
신체를 보호한다

피부는 인체의
온도 조절 기능에도
관여하고 신진대사를 통해
노폐물을 신체에서 배출하는
기관으로 온도, 감각,
통각, 촉각 등을
담당한다

피부는 세균이
신체에 침입하는
것을 막는다

피부계통
인체의 외피를
외부로부터 보호하는
기능 수행

마사지를
주기적으로 받으면
피부에 탄성이
높아지고
매끈해진다

피부는 과도한
태양 광선에 노출되는
것을 차단하는
역할을 한다

피부에 미치는 마사지 효과

- 마사지는 표피의 노폐화한 세포를 피부의 표면으로부터 비늘 조각처럼 분리시킨다
- 마사지를 받으면 피부호흡이 좋아지고 지방선의 분비 기능과 열의 발산을 조절하는 땀샘의 움직임이 활발해진다
- 마사지는 피부의 맥관을 넓히고 혈액순환 피부와 피부 분비선의 상태를 좋아지게 한다
- 마사지는 피부 맥관의 혈액 및 림프액의 흐름을 좋게 한다
- 마사지는 체내의 노폐물을 빠르게 배출시키는 작용을 하며 물질교환 과정을 현저하게 향상시킨다
- 마사지는 피부근육의 긴장력을 높이고 피부를 매끈하고 부드럽게 한다

육조영(2013)

04 관절기능에 미치는 마사지 효과

뼈와 인체의
결합체와 관계가
있는 골격이다

관절액은
뼈의 접촉 마찰을 적게
하기 위하여 관절강에서
윤활유 역할을 한다

두 개의 뼈로 구성되어 있는
관절을 단순골절이라 하고
두 개 이상의 뼈로 구성되어
있는 골절을
복합관절이라고 한다

뼈가 연결하는 장소는
소절낭으로 싸여 있다.
관절낭은 외층, 섬유질층,
인대층, 내부층,
관절액으로 되어 있다

관절계통
골격의 연결을 통해서
인체의 움직임을
조정하는 기능

마사지가 관절에 미치는 효과

- 마사지는 관절의 영양 섭취를 개선하고 관절염을 방지한다
- 마사지는 결합기관의 탄력성, 내구성을 증가시키고 그것에 등반하여 관절의 가동 범위도 확대된다
- 마사지는 상해 예방뿐만 아니라 회복 및 재활을 위한 최고의 수기요법이다
- 마사지는 관절을 튼튼하게 하며 관절의 견고성을 높이며 관절과 관계한 질병을 예방한다
- 마사지는 관절의 피로를 빠르게 회복시키는 작용을 하므로 스포츠계, 의료계에서 널리 활용되고 있다
- 마사지는 연골조직 파손을 보호하고 피로관절의 회복을 단축한다
- 마사지는 관절의 가동성을 촉진한다

육조영(2013)

05 혈액에 미치는 마사지 효과

마사지가 혈액에 미치는 효과

- 혈액에 영양 공급을 촉진하고 혈액의 흐름을 원활히 한다
- 마사지는 혈액의 흐름을 빠르게 하고 여러 기관에 산소와 각종 영양분이 보다 활발히 공급되게 한다
- 마사지는 노폐물이 보다 빨리 체외로 배출하도록 돕고 정체 현상의 해소와 각종 부종의 해소를 돕는다
- 마사지는 맥관을 강화하는 수단이다
- 마사지는 맥관 순환을 촉진하므로 자기 자신으로부터 정맥의 환류를 재촉하고 대순환의 동맥 저하를 감소시킨다
- 신체조직의 액상 매체의 흐름을 촉진하고 산소 공급을 원활하게 한다

육조영(2013)

06 림프계에 미치는 마사지 효과

마사지가 림프에 미치는 효과

- 림프액의 흐름을 강화하고 조직의 영양 공급을 개선한다
- 마사지는 림프관에 압력을 더해 림프액의 순환을 촉진시킨다
- 마사지는 고혈압, 비만, 당뇨병, 동맥경화, 심혈관 질환이 있는 사람들에게 널리 이용될 수 있는 최고의 수기요법이다
- 마사지는 림프액의 순환을 촉진시키는 작용을 하므로 육체노동, 좌업식 노동을 하는 사람, 특히 고개를 숙이거나 허리를 옆으로 틀고 앉는 사람들에게 꼭 필요한 요법이다
- 동통을 방지하고 림프류에 의한 전염을 방어한다
- 조직 내의 세균을 차단한다

육조영(2013)

07 신경계에 미치는 마사지 효과

인체의 모든 기능은 신경계통에 의해 조절된다

신경계통과 기관 전체의 생명 활동을 조절하고 전체 기관과 조직을 연결하고 그 기능을 조정한다

신경계통은 뇌수, 척수로부터 만들어진 중추신경 계통과 모든 신경섬유를 포함하는 말초신경 계통, 의식의 관할 하에 있지 않는 자율신경계통 등 3개의 주요한 부분으로 세분화 되어 있다

신경계통
외부로부터 자극을 받아들이거나 움직임의 명령을 내리고 전달하는 기능을 수행한다

신경계의 특징은 자극을 지각하고 구심성 신경에서는 자극을 중추로 유도하고 원심성 신경에서는 자극을 여러 기관으로 전한다

마사지가 신경에 미치는 효과

- 마사지는 흥분작용에 영향을 주고, 말초신경에 작용하며 대뇌 반구 피질을 중개하여 중추신경계통에 전달하는 작용을 한다
- 마사지기법 중 경찰법과 진동법은 진정작용을 한다
- 마사지기법 중 유념법과 수권 고타법, 절타법, 박타법, 이중 고타법은 자극을 불러일으킨다
- 마사지는 육체 및 지적노동 후 활력과 경쾌한 기분을 일으키고 직무 만족도와 작업 능률을 향상시킨다
- 마사지는 혈액을 촉진한다
- 단기 마사지는 기능을 높이고 장기 마사지는 기능을 퇴각시킨다
- 마사지는 자율신경계통에 대해서는 반사작용을 나타낸다

육조영(2013)

08 소화기계통에 미치는 마사지 효과

신체 표면의 자극이
내부 장기 기능에
영향을 미치는 현상을
체표내장반사라
한다

내부 장기 상태가
신체 표면에
나타나는 것을
내장체표반사라
한다

소화기계통
영양 공급을 위해
음식물을 분배,
섭취하는 기능을
수행

마사지가 소화기에 미치는 효과

- 복부 마사지는 위장의 연동운동, 소화액의 분비작용을 향진시킨다
- 복부 마사지는 소화, 흡수작용을 활발히 하고 위장의 내용물 배출을 원활하게 한다
- 전신 마사지는 메타포리즘을 왕성하게 하여 소화기능을 향상시킨다

육조영(2013)

09 호흡기계통에 미치는 마사지 효과

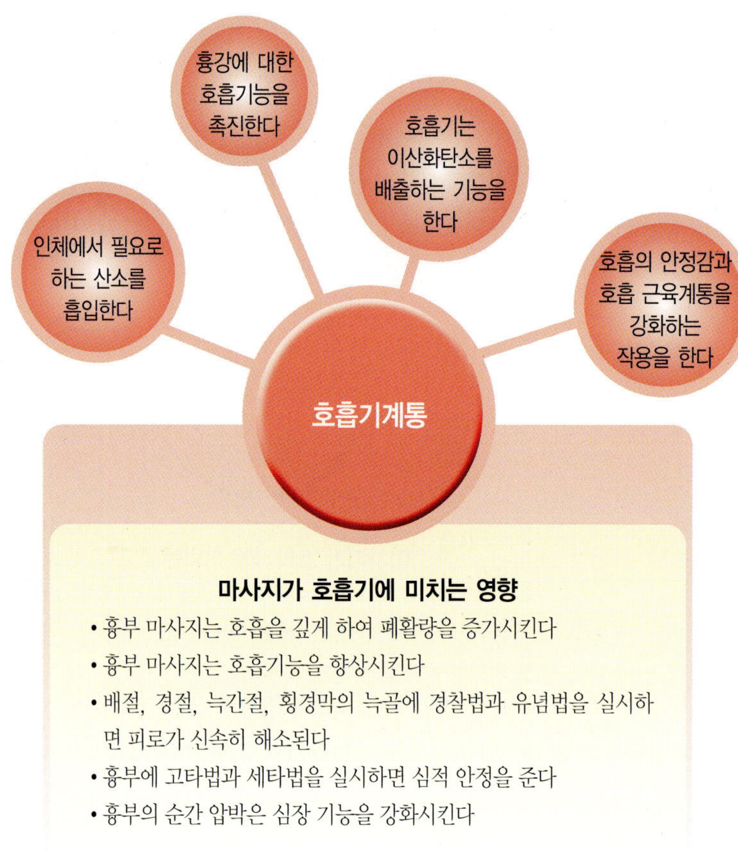

육조영(2013)

10 물질대사에 미치는 마사지 효과

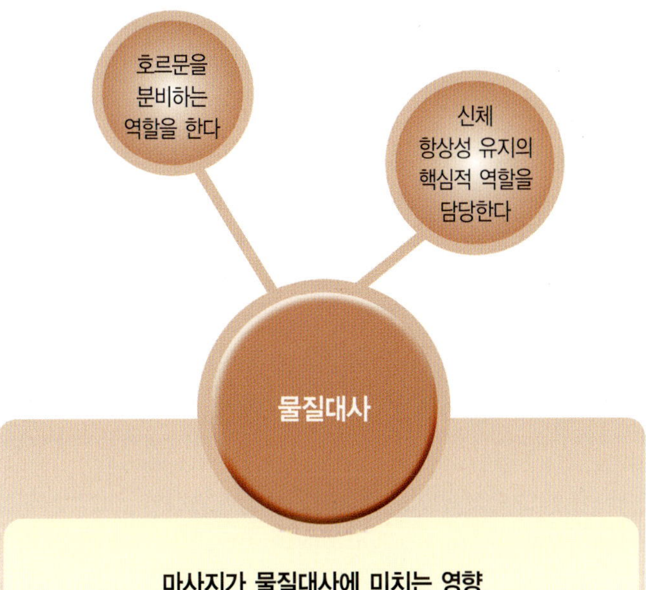

마사지가 물질대사에 미치는 영향

- 마사지는 혈액의 산·알칼리 균형을 파괴하지 않고 분비 변화에도 영향을 미치지 않는다
- 마사지는 탄산 분비를 동반하는 전체 산소 수요를 10~15% 정도 증대시킨다
- 마사지는 소변 중에 인산염, 젖산염, 유기산의 분비가 제거되어 풍부한 알칼리도 일소된다
- 마사지는 가스대사를 향상한다
- 마사지는 젖산 함유물질의 증대를 촉진하지 않아 산성증을 일으키지 않는다

육조영(2013)

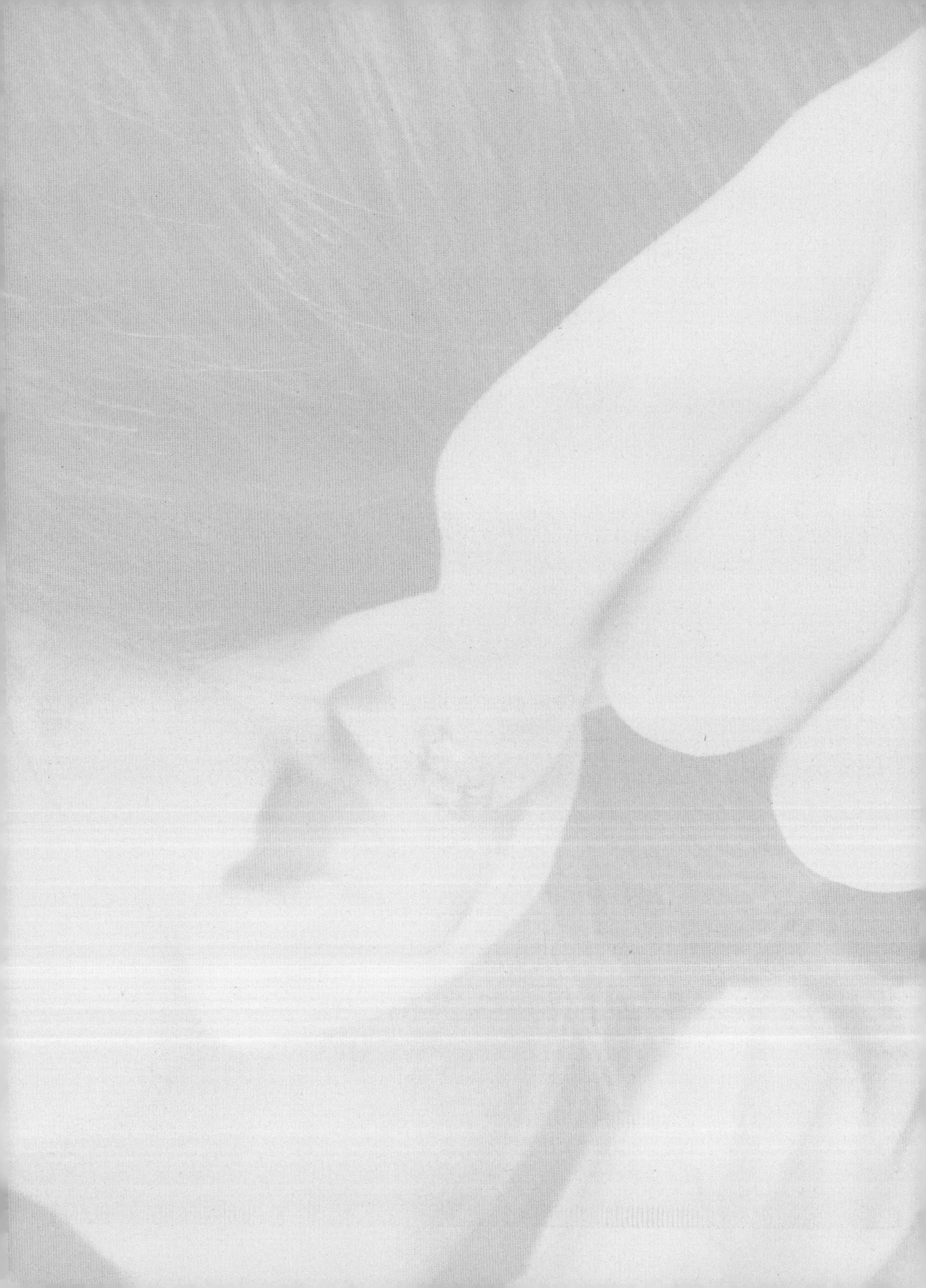

Section

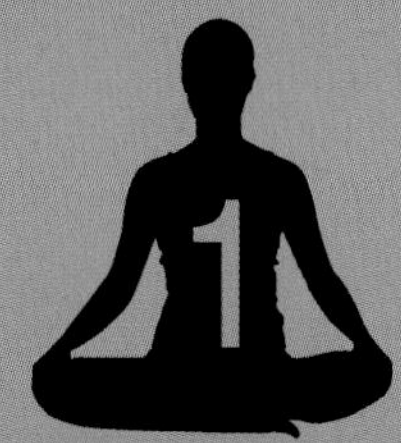

귀의 건강은 전신의 건강이다

이혈(耳穴)마사지의 효능과 절차

귀는 인체의 중요한 청각기관이다. 귀에는 풍부한 신경, 혈관과 림프 등의 조직이 분포되어 있다. 그러므로 귀는 경락과 신경을 통하여 인체의 장부기관과 밀접한 연계가 있다. 우리가 귀의 구조를 알 필요가 있는 것도 이런 이유에서이다. 매일 귀마사지를 행하면 경락을 통하게 하고 장부를 조절하는 효과를 가져 오게 된다.

01 귀마사지 효능

귀에는 오장육부를 관할하는 혈위가 분포되어 있다. 귓바퀴의 이혈 분포에는 일정한 규칙이 있다. 이혈을 잘 알고 귀를 자주 마사지 하면 경락을 소통케 하고 장부를 보호하는 효과를 얻을 수 있다. 귀를 마사지하는 것은 경제적일 뿐만 아니라 부작용이 적고 치료 효과가 뛰어나기 때문에 권장 할 만하다.

02 귀마사지 절차

귀마사지는 일정한 절차를 따라야 한다. 그 순서는 일반적으로 먼저 왼쪽 귀를 마사지하고 나서 다시 오른쪽 귀를 마사지한다. 마사지 전에 우선 양손을 비벼 열이 나게 한다. 그런 다음 양손은 주먹을 쥐고 모지가 뒤에 있고 시지가 앞에 있게끔 만든 다음, 귓바퀴를 따라 앞으로부터 뒤로, 위로부터 아래로 마사지한다. 일반적인 마사지 순서는 '귓바퀴(耳

輪)-이주(耳舟)-삼각와(三角窩)-대이륜(對耳輪)-이갑정(耳甲艇)-이갑강(耳甲腔)-이륜족주위(耳輪脚)-대이병내외측면(對耳屛)-이병내외측면(耳屛)-이수(耳垂)-이배(耳背)'이다.

　시술자는 일정한 힘으로 손가락을 사용하여 귀의 특정 부위를 반복적으로 마사지하여 효과를 얻을 수 있다. 귓바퀴를 여러 차례 문질러 열이 나도록 하는 것으로 이혈마사지의 과정을 마무리한다. 그림과 같이 귀를 마사지때는 왼쪽 귀부터 시작하여 오른쪽 귀로 부위를 옮겨간다. 이때 시지는 앞에 모지는 뒤에 있도록 하고 마사지를 시작한다.

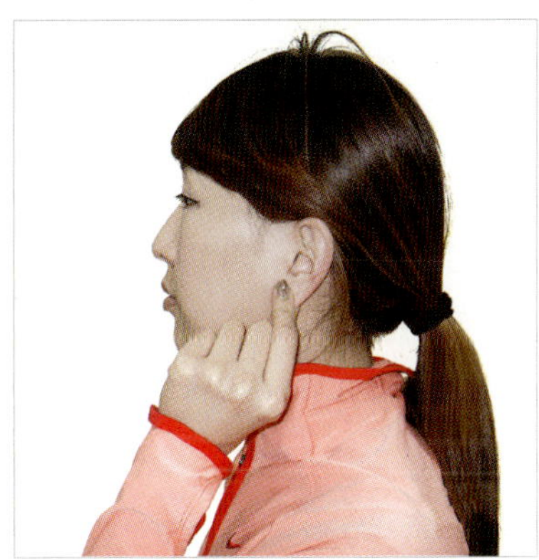

▶ 왼쪽부터 오른쪽으로의 순서로, 위로부터 아래로의 순서로

03 　이륜미(耳輪尾, 귓바퀴끝)

　이륜, 이주, 대이륜, 이갑정, 이륜각, 이갑강, 이병, 대이병, 이수
　이륜결절, 대이륜상각, 삼각와, 대이륜하각, 병상절흔, 개이도개구, 병륜절흔, 병간절흔
　오른쪽 그림: 삼각와융기, 이륜배면, 이수배면
　귀는 눈의 뒤에 있는 신체기관이다. 귀는 진동을 식별하는 기능을 가

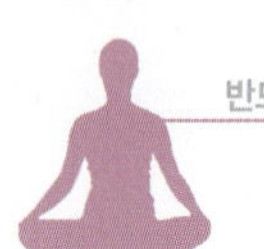

지고 있으며 진동이 내는 소리를 신경신호로 전환시켜 대뇌에 전달하는 기능을 한다. 귀에서 감지하는 신경신호는 우리의 대뇌에서 우리들이 일상에서 이해할 수 있는 단어, 음악과 기타 소리로 번역 처리된다.

귀는 외이, 중이, 내이 세 개 부분으로 구성된다. 외이는 귓바퀴와 외이도를 포함한다. 우리가 일반적으로 말하는 귀는 실제로 귓바퀴 부분인데 소리를 수집하는 작용을 한다.

귀의 마사지 효능을 알려면 우선 귀의 일부 구체적인 부위의 명칭과 위치를 알아야 한다.

· 이륜(耳輪)결절: 귓바퀴 뒤의 윗쪽에 조금 두꺼운 결절모양의 돌기부분이다.
· 이륜(耳輪): 귓바퀴 변두리의 앞으로 굽은 부분이다.
· 이주(耳舟): 이륜과 대이륜 사이의 오목하게 패인 부분.
· 대이륜(對耳輪): 이수와 마주하고 있는 "Y"자 모양의 융기부분이다. 대이륜체부, 대이륜상각과 대이륜하각 3개 부분으로 구성되었다.
· 대이륜체부(對耳輪體部): 대이륜하부의 상하구조로 된 주체부분.
· 대이륜상각(對耳輪上脚): 이륜 아래와 이수가 접하고 있는 연골이 없는 부분.
· 삼각와(三角窩): 대이륜의 상, 하각과 이륜으로 둘러싸인 삼각형 부분.
· 대이륜하각(對耳輪下脚): 대이륜이 앞으로 갈라진 부분.
· 이갑정(耳甲艇): 이륜각 위의 이갑부분.
· 이륜각(耳輪脚): 이륜이 이강 내로 들어가는 부분.
· 병상절적(屛上切跡): 이병과 이륜각 사이의 오목하게 패인 부분.
· 이갑강(耳甲腔): 이륜각 아래의 이갑부위이다.
· 이병(耳屛): 외이문 앞쪽의 잎모양의 연골융기부분이다.

· 외이도개구(外耳道開口): 이갑강 내 이병에 가려진 구멍.

· 병륜절적(屏輪切跡): 이륜과 대이병 사이의 오목하게 패인 부분.

· 대이병(對耳屏): 이수 위쪽의 이병과 마주하고 있는 잎 모양의 융기.

· 병간절적(屏間切跡): 이병과 대이병 사이의 오목하게 패인 부분.

· 이수(耳垂): 귓바퀴 아래 유연하고 연골이 없는 부분이다.

· 삼각와융기(三角窩隆起): 삼각와의 배면 융기부분이다.

· 이수(耳輪背面): 이륜배면의 부분이다.

· 이수배면(耳垂背面): 이수배면의 부분이다.

▶ Point 이혈에 붙이는 장점

· 이혈마사지를 규칙적으로 반복 실시해주면 허기를 못느끼기게 하여 식사량을 줄여주므로 다이어트에 효과가 있다.

· 내분비를 조절하여 비장과 신장의 대사기능을 강화시킨다.

· 불면증치료에 매우 효과적이다. 이혈에 붙이는 방법은 진정작용을 하며 사람의 흥분된 정시를 가리앉힌다.

· 인체의 독소의 순조로운 배출에 도움이 되며 발한기능을 강화하며 이뇨와 배변작용을 높여준다.

04 이혈마사지의 기본 용어

· 지(指): 이주(耳舟)의 꼭대기, 이륜결절 윗부분.

· 완(腕): 이륜결절돌기와 대등한 곳의 이주부위.

· 주(肘): 완혈과 견혈 사이.

· 견(肩): 병상절적과 대등한 곳에 있다.

· 쇄골: 륜병절적과 대등한 곳에 있다.

· 근(跟): 대이륜상각의 전상부.

· 지(趾): 이첨하방의 대이륜상각 후상부.

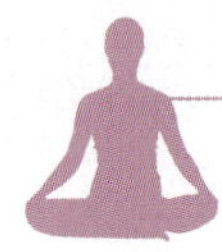

· 과: 지근구(趾跟區)하방, 대이륜상각의 내상각.

· 무릎: 대이륜상각 중간 1/3되는 곳.

· 관: 대이륜상각의 아래 1/3되는 곳.

· 좌골신경: 대이륜하각 앞 2/3되는 곳.

· 교감(交感): 대이륜하각 앞쪽과 이륜내연이 교차되는 곳.

· 엉덩이: 대이륜하각의 후 1/3되는 곳.

· 복부: 대이륜체 앞쪽 위의 2/5되는 곳.

· 요추, 선추: 복부반사구의 뒤쪽.

· 흉부: 대인륜체 앞쪽 중간 2/5되는 곳, 병상절적과 대등한 높이에
   있다.

· 흉추: 대이륜체 뒤쪽 중간 2/5되는 곳.

· 경부: 대이륜체 앞쪽 아래 1/5되는 곳.

· 경추: 경부반사구의 뒤쪽.

· 각와상(角窩上): 삼각와의 앞 1/3의 윗쪽.

· 내생식기: 삼각와의 앞쪽 1/3의 중하부.

· 각와중(角窩中): 삼각와의 중간 1/3되는 곳.

· 신문: 삼각와의 뒤쪽 1/3의 위.

· 골반강: 삼각와의 뒤쪽 1/3되는 아래쪽.

· 외비(外鼻): 이병 바깥쪽 중앙에서 약간 앞쪽.

· 부신: 이병에서 유리된 하연 첨단.

· 내비(內鼻): 이병내측면의 아래 1/2되는 곳.

· 인후: 이병 내측면 위 1/2되는 곳.

· 외이(外耳): 병상절적 앞쪽 이륜에 가까운 곳.

· 이마: 대이병 외측면의 앞쪽.

· 관자놀이: 대이병 외측면의 중부.

· 침(枕): 대이병 외측면의 뒤쪽.

· 뇌간: 륜병절적에 있다.

· 입: 이륜각 하부의 앞 1/3되는 곳.

- 식도: 이륜각 하부 중간 1/3되는 곳.
- 분문: 이륜각 아래 뒤쪽 1/3되는 곳.
- 위: 이륜각이 사라지는 곳.
- 십이지장: 이륜각 위쪽 외측 1/3되는 곳.
- 소장: 이륜각 위쪽 중간 1/3되는 곳.
- 대장: 이륜각 위쪽 내측 1/3되는 곳.
- 충수돌기: 소장반사구와 대장반사구 사이.
- 방광: 이륜하각 아래 중간부위. 대장혈의 바로 위.
- 신장: 대이륜하각 아래 뒤쪽, 소장혈 바로 위.
- 수뇨관: 신장반사구와 방광반사구 사이.
- 췌장, 담낭: 이갑정의 뒤쪽 상단, 간과 신장혈 사이. 왼쪽 귀는 췌장,
  오른쪽 귀는 담낭.
- 간: 이갑정의 뒤쪽 아래부위.
- 정중(艇中): 소장반사구와 신장반사구 사이의 중점.
- 비장: 이갑강의 후상부.
- 심장: 이갑강 정중 패인 곳.
- 기관: 외이공과 심혈의 사이.
- 폐: 심혈의 상, 하, 외측 3면.
- 삼초: 외이문 아래 폐와 내분비혈의 사이.
- 내분비: 병간절적 내, 이갑강의 앞쪽 아래 부위.
- 눈: 이수부위에 위치. 안혈은 9등분한 중심에 있다.
- 편도체: 이수의 정면 아래쪽에 있다.
- 치아: 이수의 정면 앞쪽 위에 있다.
- 얼굴: 이수부위에 위치, 안혈의 바깥쪽에 있다.
- 혀: 이수 정면의 중상부.
- 턱: 이수 정면의 후상부.
- 내이: 이수 정면의 후중부.

귀를 보고 건강을 진단한다

귀를 보면 건강을 안다

01 귀의 특징을 보고 건강을 판단한다

귀는 인체의 중요한 청각기관으로 평형감각기관과 청각기관으로 구성되어 있다. 건강한 귀는 위치에 따라 외이, 중이, 내이 3개 부분이 포함된다. 외이와 중이는 음파를 전도하는 장치이며 내이는 위치를 느끼는 감각기관이다. 건강한 귀는 귓바퀴가 머리 양측에 위치하여 있으며 근육층이 두껍고 광택이 나며 융기된 곳이 없다. 귓바퀴의 혈관은 보이지 않으며 이륜은 매끄럽고 깔끔하다. 귀의 윗부분은 눈썹 높이에 있고 귀의 아랫부분은 코끝과 같은 높이에 위치한다. 눈썹과 대등하며 하연은 콧방울과 대등한 높이에 있다. 귀의 길이는 콧날과 평행을 이루며 일반적으로 머리 옆부분의 벽과 30도 기울기를 이룬다. 전통 한의학에서는 귓바퀴가 길고 귓볼이 두툼하면 신장의 기운이 충분한 것으로 본다. 신장의 기운이 가득하면 대부분 건강하고 장수한다.

02 이혈 시진(視診/Examine)* 시 유의사항

이혈시진은 실내의 채광이 충분하며 실내 온도가 적당하고 조용한 환

---

*시진(視診): 육안으로 안색과 눈, 입, 코, 귀, 혀 따위를 살펴보고 병상(病狀)을 진단하는 일.

경에서 검사부위를 충분히 확인할 수 있어야 한다. 시진(눈으로 관찰)시 힘 있게 귓바퀴를 비비거나 하면 안 된다. 혈관이 확장되어 색이 변하거나 양성반응이 나타난 것을 지울 수 있기 때문이다. 귓바퀴가 깨끗하지 못하면 면봉으로 가볍게 깨끗하게 닦아야 한다. 또한 이혈 시진(Visually / Exabine)에서는 성별, 계절, 기후에 유의하여야 한다. 필요하다면 돋보기를 사용해서 귓바퀴의 이혈이 있는 피부의 미세한 변화를 세심하게 관찰해야 한다.

그림: 귀를 시진하기 전에 우선 실내의 채광이 충분해야 하며 조용한 환경에서 검사부위를 확인할 수 있어야 한다.

03 귀 시진(視診)의 방법

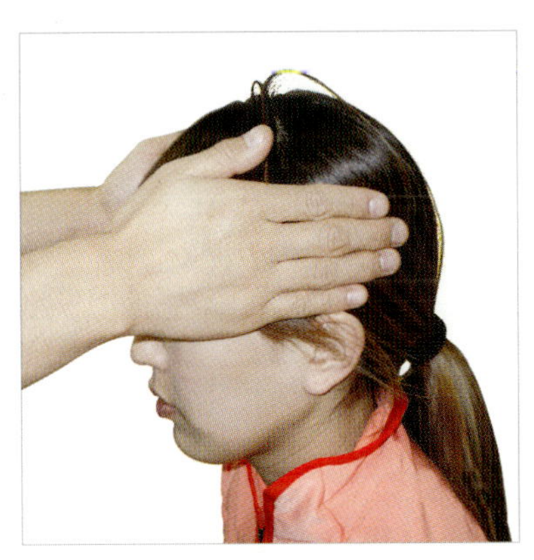

시진시(視診時) 두 눈은 앞을 응시하도록 하고 한 손의 모지와 시지로 가볍게 귓바퀴를 당겨 광선에 비추어 위로부터 아래로, 밖으로부터 안으로 해부부위의 순서에 따라 자세히 관찰하여야 한다.

융기나 결절 등 양성반응물을 발견하였을 경우에 간지로 귀를 뒤로부터 앞으로 당겨 피부를 당기게 하고 양성반응물의 크기, 형태, 색깔들을 관찰한다. 한 번에 확진이 어려우면 당긴 피부를 천천히 이완시킨 다음 다시 천천히 당겨 반복적으로 관찰한다. 그리고 반대쪽의 귓바퀴와 대조를 해보고 양성반응물의 진위와 성질을 감별한다.

시진시에 양성반응물을 발견하면 손가락이나 탐색봉으로 결절의 크기, 경도, 이동성, 변두리가 깔끔한지 그리고 압통이 없는지 검사한다. 혈관의 변화가 있으면 혈관의 정상적인 분포와 비정상적인 확장 그리고 부푼 혈관의 방향에 유의한다.

04 촉진(促進 / Promotion)법

1) 금긋기법

볼펜 혹은 이쑤시개 뒷부분으로 귓바퀴를 몇몇 부위로 나누어 금을 그으며 양성반응을 찾는 진단법이다. 귓바퀴에서 흔히 나타나는 양성반응은 패인 곳, 부종, 융기 등이다.

2) 점 압박법

직경이 1.5mm정도 되는 금속 혹은 비금속 탐색봉으로 이혈을 균일하게 눌러보면서 압통점을 통하여 질환을 진단하는 진단법이다. 성냥의 머리부분이나 이쑤시개 뒷부분 등으로 귓바퀴의 상응한 부위를 하나씩 누르면서 검사한다. 이 방법은 급성염증의 병리적 변화, 통증의 감별진단에 적용되며 동시에 치료에 자극부위를 확정해준다.

3) 전기측정법

실험에 의하면 귓바퀴 피부의 저항은 비양성반응점에서는 1~4메그옴 (1메그옴=1000킬러옴)인데 양성반응점은 50~300킬러옴에 지나지 않는다. 이렇게 양성반응점을 찾았을 때 피부의 저항이 낮아지고 전류가 강해져 이혈탐측기는 소리와 빛을 내며 의기의 지침이 움직이고 숫자 게시판에 숫자가 나타나는 등 신호가 나타난다.

전기측정법은 간단하고 실용적이며 시간을 절약하므로 보조진단으로서의 가치가 있다. 이혈전기측정법은 아래의 원리에 의하여 진행된다.

생물전기는 생명활동으로 인한 신진대사과정에서 발생한다. 예를 들면 심전, 뇌전, 근전 등이다. 조직기관이 병리적 변화를 일으킬 때 인체기관으로 인한 이상생물전기는 경락이라는 통로를 통하여 귓바퀴의 상응한 혈위에도 나타난다. 이혈피부의 저항이 뚜렷하게 낮아지고 전류가 증가하는 것이다.

전기측정법으로 측정할 때 귓바퀴의 피부는 건조하고 깨끗해야 하며 측정 전에 힘있게 문지르지 말아야 한다. 마찰로 인한 혈관확장으로 측정결과에 영향을 주기 때문이다.

4) 이혈압흔법

이혈전기측정기로 측정한 다음 남아 있는 흔적반응을 압흔이라고 한다. 이혈압흔법은 압흔의 깊이, 색깔, 압흔의 회복시간으로 병리적 변화의 부위와 정도를 분별하는 이혈진단의 방법이다.

이혈압흔법은 이혈병리적 혈채변화를 관찰하는 주요한 방법 중의 하나이다.만성기질성질환, 예를 들면 당뇨병, 관상동맥경화, 혈액순환계통장애, 수분대사실조 등을 진단하는 중요한 진단법이다.

때문에 귀질환을 진단할 때 전기측정법을 사용할 뿐만 아니라 혈위의 압흔반응도 더 관찰해야 한다. 압흔반응이 있다는 것은 유기체의 조직기관에 피와 산소가 부족하며 혈액순환장애와 수분, 염대사실조 등의 질환이 있다는 것을 뜻한다

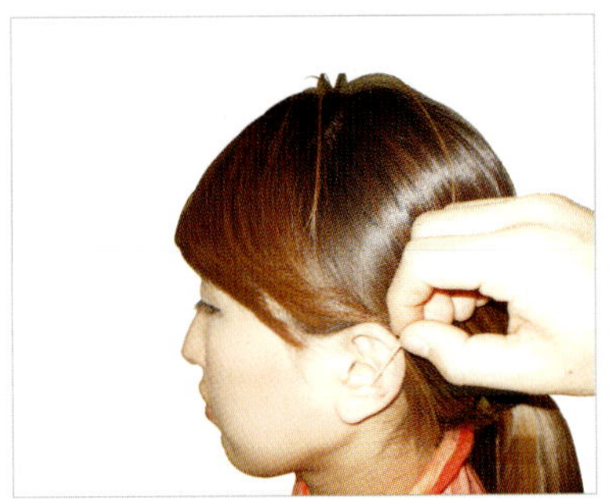

▶ 금속이나 나무봉으로 균일하게 누르면서 압통점을 찾아서 질병을 진단한다.

▶ Point   이혈마사지의 장점은 다음과 같다.

· 간단하고 익히기 쉽다.

마사지에 필요한 기법은 많다. 예를 들면 취혈방법, 상용혈위, 마사
지기법 등이다. 하지만 이혈마사지는 신체의 상응한 혈위를 자극하
게 되면 일부 질환을 완화시키거나 치유할 수 있다.

· 경제적이고 간편하다.

마사지는 전문성적인 의기나 설비가 필요하지 않으며 전문적인 장
소도 필요하지 않으며 주사를 맞거나 약을 먹지 않아도 된다. 손만
있으면 된다.

· 안전하고 실용적이다.

마사지는 적당한 혈위를 찾아 기법의 경중과 환자의 반응에 유의하
면 부작용이 발생하지 않으므로 매우 안전하다.

· 치료효과가 광범위하다.

환자들이 병원에 자주 가서 마사지를 받는 것은 쉬운 일이 아니다.
그렇기 때문에 임상효과는 좋지만 쉽게 사람들이 받아들이질 못한
다. 하지만 가정에서는 가족들이 서로 마사지를 해주는 일을 비교적
쉽고 오랜 기간 지속할 수 있다. 이런 조건 속에 마사지를 지속하다
보면 질환 치유의 효과를 누릴 수 있다.

귀의 변화를 관찰하어 질환을 판단한다

01 귓바퀴의 형태변화로 질환을 판단한다

· 결절모양의 융기 혹은 점 모양의 패인 곳, 원형 오목점, 융기와 얼기 설기 얽혀 있는 선 등 모양의 형태변화가 귓바퀴의 상응한 부위에 나타나면 간질환, 담낭질환, 폐결핵, 심장병, 종양 등 질환을 의심하면 된다. 간경화 환자는 귓바퀴의 간반사구에 융기와 결절이 나타나며 변두리가 분명하다.

· 귓바퀴의 상응한 부위의 주위에 피부보다 높은 점모양의 융기가 나타나고 수포모양의 구진이 나타나며 색깔이 빨갛거나 흰색이면 흔히 급만성기관지염, 급만성장염, 급만성충수돌기염, 급만성신염, 방광염 등 질환이다.

· 귓바퀴에 거칠고 고르지 않은 극돌기모양의 구조가 나타나면 흔히 요추, 경추의 골 증식 과 같은 질환을 의심해볼 필요성이 있다.

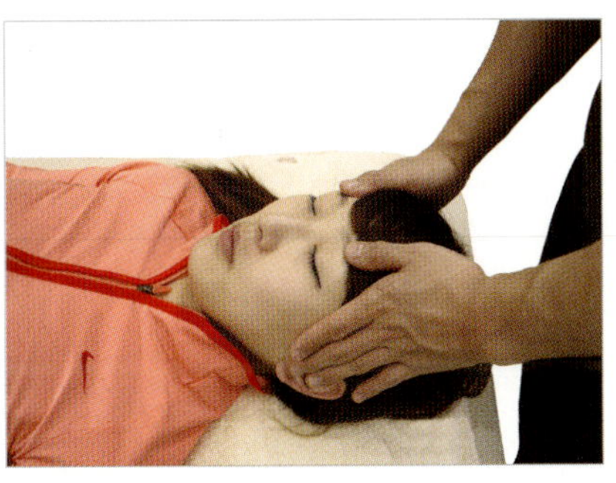

▶ 신체 질환의 증상이 나타나면 이 혈마사지로 증상을 완화시킬 수 있다.

· 이수의 앞 위로부터 뒤 아래까지 뚜렷한 주름의 사선무늬(한쪽 귀 혹은 양쪽 귀에 동시에 발생)가 생기면 일반적으로 관상동맥경화성심장병으로 의심되며 저혈압, 부정맥, 이명, 청력저하 등 질환이라고 볼 수 있다.

· 귀의 피부의 혈관이 부풀어 쉽게 보이면 기관지확정, 관상동맥경화, 심근경색, 고혈압 등 질환의 환자이다.

· 이수의 근육이 얇고 커피색깔이면 일반적으로 신장질환과 당뇨병환자이다.

· 이수의 근육이 두껍고 넓으며 빨간색이면 흔히 비만으로 쉽게 뇌출혈이 올 수 있는 환자이다.

· 귀가 얇고 흰색이면 신장기능쇠약으로 위독한 환자이다.

· 이수의 근육이 얇고 혈관이 선명하게 보이는 사람은 호흡계통질환과 안구돌출갑상선종 환자이다.

· 귓바퀴에 흰색 사탕껍데기 모양의 피부찌꺼기가 생기며 쉽게 제거할 수 없으면 일반적으로 여러 종류의 피부질환자이다.

· 손으로 귀를 문질러서 붉어지지 않으면 빈혈증인 경우가 많다.

· 귓바퀴가 위축되고 무기력하면 심장쇠약의 증상이다.

· 귓바퀴에 조각모양의 융기가 나타나면 기관조직상의 만성질환으로 볼 수 있다.

· 귓바퀴에 조각모양의 패인 곳이 나타나면 흔히 염증이나 치아결함으로 볼 수 있다.

· 귀의 S결장, 대장반사구에 흰색의 조각모양의 융기가 나타나면 일반적으로 변비환자로 볼 수 있다.

· 귀의 간반사구에 부은 융기가 나타났지만 색깔이 정상이고 만졌을 때 부드러우면 지방간환자로 의심된다.

· 귀의 입반사구의 피부가 광택이 없으며 여러 개의 구진이 나타나면 소화불량 등 소화계통 질환일 가능성이 있다.

· 귀의 관자놀이 반사구에 조각모양의 융기가 나타나고 건강한 쪽의 형태가 정상이면 편두통으로 볼 수 있다.
· 귀의 경추반사구에 쌍결절모양의 백색융기가 나타나거나 갈라진 쌍결절모양의 융기 혹은 활모양의 변형, 원추형증식이 나타나면 경추질환에 걸린 경우가 많다.

02 귓바퀴의 색깔로 질환을 판단한다

· 정상적인 귓바퀴는 색깔이 약간 노랗고 빨갛다.
· 귀 전체가 색이 희면 풍한을 받았거나 빈혈환자이다.
· 귀 전체가 색이 푸르고 검으면 심한 통증이 있는 환자이다.
· 귀 전체가 푸르며 희면 허약하며 냉증이 있는 환자이다.
· 이수가 푸른색을 띠면 정사가 과도했거나 풍습성관절염의 징조이다.
· 귓바퀴가 탄 것처럼 검고 마르면 원기가 부족하다는 징조이다.
· 귓바퀴가 선홍색이면 열이 있는 경우로 발열환자이다.
· 귀가 벌겋게 부으면 화가 위로 치밀어 오르거나 간담습열의 화독이 위로 솟구치거나 중이염 혹은 종기, 동상인 경우가 많다.
· 귀 뒤쪽에서 빨갛게 되고 귓뿌리가 차가우면 홍역일 경우가 많다.
· 이수가 늘 붉으면 다혈질체질이다. 바람을 맞으면 이수가 자홍색이

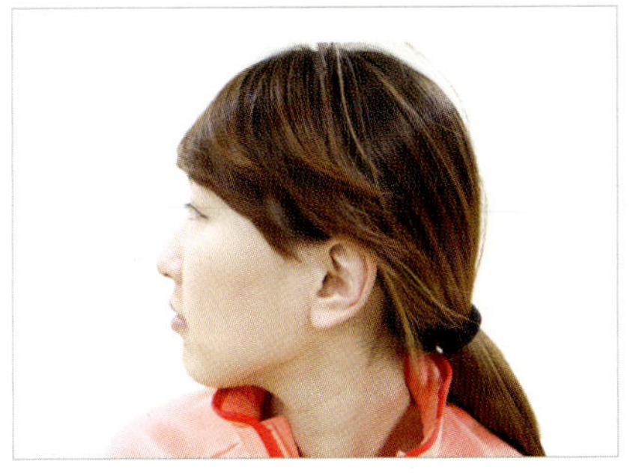

▶ 정상적인 귓바퀴는 색이 미황색이고 빨갛다.

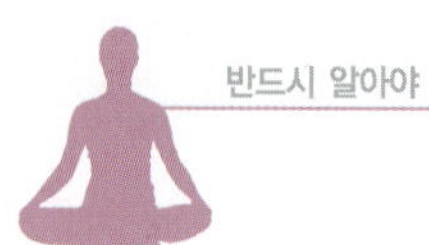

되며 부어오르고 궤양이 생긴다. 그리고 쉽게 딱지가 앉는다. 이는 체내에 당이 과다하여 생긴 증상이며 쉽게 당뇨병이 올 수 있다.

· 귀의 색깔이 비정상적이면 혈액순환장애를 의심해 봐야 한다.

· 귓바퀴 색깔이 갈색으로 변하면 일반적으로 만성질환자이다.

· 귀의 색깔이 회색이면 종양일 가능성이 있으며 내장기관중독 같은 질환을 의심해야 한다.

· 귀가 암홍색이면 질환의 회복기나 월경후기 등을 의미한다.

· 귀의 폐, 기관지반사구가 암홍색이나 갈색이면 마약복용환자일 가능성이 크다.

03 귀의 양성반응으로 질환을 분별한다

장부나 몸에 병이 나게 되면 귓바퀴의 상응한 부위에 여러 가지 양성반응이 나타나게 된다.

· 변색: 이혈부위에 점모양 혹은 조각모양의 홍조, 암홍, 암회색, 창백 혹은 중앙이 창백하고 변두리가 홍조 등 증상이 나타나면 소화기계통의 질환인 위염, 위와 십이지장궤양, 간염, 장염, 폐렴, 신염, 관절염, 고혈압 그리고 부인과질환 등을 의심할 수 있다.

· 변형: 흔히 보게 되는 변형은 결절형융기, 점모양의 패인 곳, 원형의 패인 곳, 방추형융기나 패인 곳, 선모양융기 등인데 간경화, 간부종, 담결석, 결핵병, 종양, 심장병, 위하수 등의 질환을 의심할 수 있다.

· 구진: 수포모양의 구진이나 빨강 혹은 흰색의 구진은 부인과질환, 장도질환, 신염, 만성기관지염 등과 관련이 있다.

· 혈관이 부풀어오르는 질환: 이혈부위의 혈관이 과도하게 부풀거나 확장되면 혈관을 따라 부풀거나 특정 부위만 부풀거나 원형모양, 토막모양으로 부푼 형태를 보인다. 이는 관상동맥경화, 심근경색, 고혈압,

천식 등 질환일 때 자주 나타난다.
· 겨껍데기모양의 피부부스러기가 생기는데 쉽게 닦이지 않는다. 흔히 폐반사구에서 생긴다. 피부병이 다수인데 갱년기종합증, 변비 등의 질환인 경우가 많다.

04 이혈의 비정상적인 증상으로 질병을 판단한다

· 만성기관지염은 기관, 기관지혈에서 흔히 점모양, 조각모양의 흰색이고 변두리가 빨간 광택이 생기는 증상을 발견할 수 있다.
· 폐결핵은 폐반사구에 크기가 일정하지 않은 점 모양의 회백색의 석쇠화된 부위나 로프 모양의 광택이 나는 증상을 발견할 수 있다.

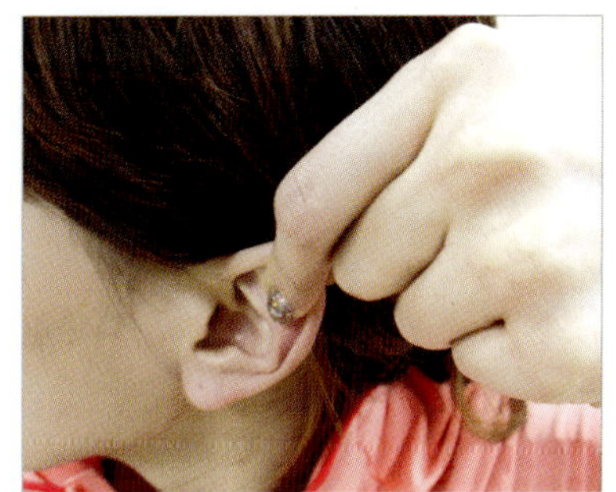

· 고혈압환자는 부신, 뇌반사구, 뇌간, 피질 등 혈위에서 점모양 혹은 조각모양의 불그스름한 증상을 발견할 수 있다.
· 관상동맥경화환자는 이수부에서 사선으로 주름이 생기며 동시에 심장반사구에서도 생길 수 있다.
· 심근경색환자 중 1/4은 심장반사구에 충혈된 조각모양의 불그스름한 증상이나 미세혈관확장을 발견할 수 있다.
· 만성위염환자는 위반사구에서 대개 조각모양의 백색이며 부분적으로 피부가 두꺼워진 증상을 발견할 수 있다.
· 만성장염환자는 대소장반사구에서 조각모양이나 구진충혈, 그리고 유지과다분비를 발견할 수 있다.

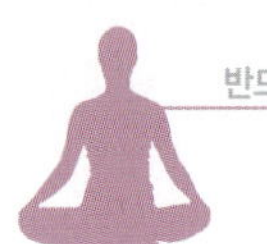

· 췌장염환자는 췌장, 담낭반사구에서 피부의 빨간 부종이나 크기가 동일하지 않은 출혈점을 발견할 수 있다.

· 만성담낭염환자는 췌장, 담낭반사구에서 점모양의 백색, 변두리가 불그스름한 증상을 발견할 수 있다.

· 담결석은 담낭반사구에서 작은 결절이 나타난다. 이때 과립형 혹은 점모양의 백색반점, 변두리는 뚜렷하다. 급성발작일 때는 변두리가 불그스름하다.

· 신결석은 신장반사구에 점모양이나 조각모양의 백색, 변두리가 붉은색이며 모래알 같은 백색의 점을 발견할 수 있다.

· 골반내염, 부속기염은 자궁혈반사구에서 점모양이나 조각모양, 아니면 빨간 구진이 발견되며 유지가 있다.

· 월경통은 자궁반사구에서 점이나 조각 모양의 백색 또는 불그스름한 증상을 발견할 수 있다. 일부는 점모양의 구진이 발견되며 변두리는 불그스름하고 광택이 있다.

· 신장기능이 감퇴된 환자는 신장반사구가 흑회색이다.

· 요로감염환자는 요도반사구에서 모세혈관확장, 피부부스러기 혹은 토막모양의 증식을 발견할 수 있다.

· 전립선증식환자는 전립선반사구가 넓어지거나 종양이 발견된다.

· 두통환자는 흔히 대이병 외측에 조각모양의 융기가 발견된다.

· 흉추질환환자는 흉추반사구에서 흔히 고리모양의 돌출 혹은 결절모양의 변형을 발견할 수 있다.

· 좌골신경통환자는 요추, 선추부에서 모세혈관이 나뭇가지모양으로 확장되거나 허리, 고관절, 슬관절반사구에서 모세혈관이 파도모양으로 확장됨을 관찰할 수 있다.

· 슬관절염환자는 흔히 슬관절반사구에서 모세혈관의 확장을 발견할 수 있다.

· 견주염환자는 흔히 쇄골이나 견관절반사구에서 부종변형을 발견할

수 있다.

· 치질환자는 흔히 항문반사구에서 구진이나 여러 개의 암회색결절 혹은 부종, 갈색의 결절을 발견할 수 있다.

· 통풍환자는 흔히 귓바퀴에서 백색의 결절을 발견할 수 있다.

▶ Point 귀가 크면 장수하는가?

민간에서는 귀가 크고 이수가 두꺼운 사람은 복이 있고 건강함의 상징이라고 하는데 이는 과학적인 근거가 있는 것인가?

실제로 귀는 수명과 일정한 관련이 있다. 귀가 두껍고 큰 사람은 원기가 충족하며 귀가 얇고 작은 사람은 대부분이 원기가 부족하다. 많은 연구에서도 귀는 원기와 중요한 관련이 있다고 보고하고 있다. 신장의 원기는 귀에 달려있다. 때문에 귀가 큰 사람은 원기가 충족한 상징이며 원기가 충족하면 장수한다고 한다. 때문에 장수하려면 신장을 보호하는 것이 매우 중요하다.

수명이 긴 사람은 귀가 크다. 최근의 연구에서도 밝혀냈듯이 사람과 포유동물의 성장은 비슷한 특징이 많다. 성년이 된 후에는 전신의 대부분 기관과 내장의 발육이 정지된다. 하지만 귀는 유일한 예외이다. 귀는 평생 끊임없이 자란다. 평균 매 10년에 1~2.5mm 자란다. 귓바퀴의 길이가 나이에 따라 길어지기 때문에 노인의 귀는 젊은 세대들의 귀보다 확실히 크다. 이로부터 장수는 귀가 크면 장수하는 것이 아니라 장수하면 귀가 크다는 것을 알 수 있다.

이혈을 자극하는 귀마사지 방법

01 마사지법

귀마사지법은 귓바퀴의 일정한 부위를 손으로 마사지하는 방법이다. 흔히 쓰는 방법은 자가귀마사지법과 귀혈위마사지법이 있다. 자가귀마사지법에는 귀전체마사지, 손으로 이륜을 마찰하는 방법과 이수를 당기며 주무르는 방법이 있다. 귀전체마사지는 양손의 손바닥으로 귀의 양면을 충혈이 되고 발열할 때까지 누르며 손으로 이륜을 마찰한다. 이 방법은 양손은 주먹을 쥐고 모지와 시지로 외이륜을 따라 상하왕복으로 이륜이 충혈되고 열감이 생길 때까지 마사지한다. 이수를 당기며 주무르는 기법은 양손으로 가벼운 기법으로부터 점차 강하게 이수를 3~5분간 당기며 주무른다. 위에서 기술한 방법들은 여러 가지 질환의 보조치료와 양생보건에 적용된다.

귀 혈위마사지법은 압력봉으로 이혈을 누르거나 누르면서 문지르는 기법이다. 모지(母指)와 시지(示指)를 마주하여 이혈을 눌러도 된다. 이 기법은 이침치료의 여러 가지 적응증에 쓰인다.

02 이혈 접착 지압법

재질이 딴딴하고 매끄러운 알갱이약, 종자 혹은 환을 이혈에 붙여 질환을 예방 치료하는 방법이다. 또 압두법, 압환법이라고도 한다. 이침이 질환을 치료하는데 근거하여 생긴 일종의 간편한 방법이다. 이 방법은 안전하고 상처가 없으며 통증이 없고 지속적으로 자극하는 것이 가능하므로 환자들에게 거부감이 없다. 이 방법은 이침 치료의 여러 가지 증상에 적용한다. 특히 노인, 아동, 통증을 싫어하는 환자, 장기간 이혈을 자극해야 하는 환자들에게 적용된다.

재료로는 표면이 매끄럽고 단단하며 부작용이 없으며 혈위에 붙이는 면적이 적당한 식물종자, 약물종자, 환약등을 활용한다. 예를 들면 장구채 씨앗, 유채씨, 육신환, 후증환, 녹두, 쌀알 등이다.

우선 귀의 부위를 깨끗이 소독하고 재료를 0.5cm x 0.5cm 크기의 테이프중앙에 부착하고 이혈에 붙인다. 그런 다음 적당히 눌러주어 귓바퀴가 열이 나고 땡땡하며 통증이 나게 한다. 일반적으로 매번 한쪽의 이혈에 붙이며 두 귀를 번갈아 붙인다. 3일에 한번씩 붙인다. 두 귀에 동시에 붙여도 된다.

이혈에 붙이는 기간 동안 매일 매개 혈위를 1~2분간 누른다. 이 방법은 테이프가 습기 때문에 떨어지거나 더럽혀지지 않도록 유의한다. 귓

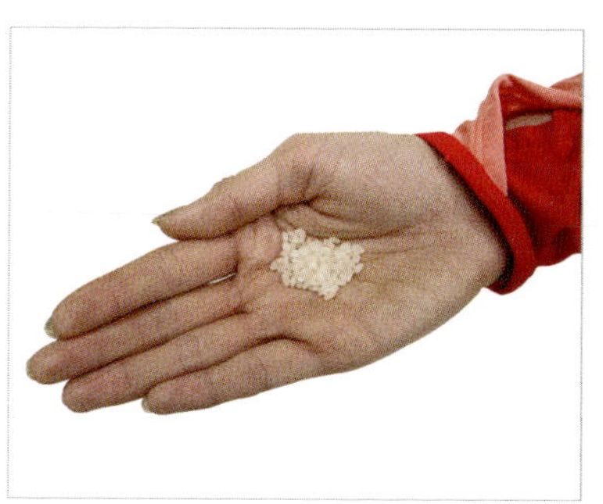

바퀴의 국부가 염증이 있거나 동상이 있을 때는 붙이지 말아야 한다. 그리고 테이프에 알레르기가 있는 사람은 붙이는 시간을 적절히 줄이고 부신혈을 증가하여 누른다. 누를 때 문지르면 안 된다. 피부가 손상되어 감염이 있을 수

있기 때문이다. 임상에서는 증상에 근거하여 장구채 씨앗 혹은 기타 종자 등을 약물에 불려 사용하여 귀를 압박하면 약물로 동시에 치료하는 효과를 얻는다.

03 자혈법(刺血法)

　자혈법은 삼릉침으로 귀의 피부를 찔러 피가 나게 만드는 치료방법이다. 자혈법은 진정작용과 정신을 맑게 하는 작용이 있다. 또한 열을 내리고 해독작용을 하며 부종을 내리고 통증을 해소하며 어혈을 푸는 등의 효과가 있어서 실열, 양폐, 어혈, 열독 등 여러 가지 증상에 쓰인다.

　우선 귀를 마사지하여 충혈되게 하고 통상적인 소독절차를 마친 후 침구로 자혈법을 사용하여 이혈에서 피를 3~5방울 내고 소독한 면봉으로 닦아내고 지혈시킨다. 일반적으로 하루 건너 실시하는데 급성질환일 경우 하루에 2회씩 실시한다. 임산부, 출혈성질환, 응혈기능장애자는 삼가해야 하며 체질이 허약한 사람은 주의하여 실시해야 한다.

04 자기(磁氣) 요법

　자기요법은 자석의 자기작용을 이혈치료에 이용하여 질환을 치료하는 방법이다. 진통, 가려움해소, 최면, 천식을 멎게 하며 자주신경의 기능을 조정하는 등 작용을 한다. 여러 가지 통증, 천식, 피부질환, 신경쇠약, 고혈압 등에 적용된다.

· 직접 붙이는 방법: 자석구슬을 테이프의 중앙에 놓고 직접 이혈에 붙이거나 자석구슬 혹은 자석조각을 귀의 앞뒤에 마주 붙여 자기력선이 집중적으로 혈위를 통과하게 하여 효과를 얻을 수 있다.

· 간접적으로 붙이는 방법: 가제 혹은 얇은 탈지면으로 자석구슬을 싸서 다시 이혈에 붙이는 방법이다. 이렇게 하면 자석구슬 혹은 자석조각이 직접 피부에 닿아서 일부 부작용을 줄일 수 있다.

· 자석치료를 할 때에는 자석의 강도가 너무 센 것이나 크기가 큰 것은 좋지 않다. 약 5~10%의 환자들에게서 자석치료를 할 때 머리가 어지럽거나 메스꺼우며 무기력하고 국부가 뜨거워지고 가려운 등의 부작용이 발생한다. 몇 분이 지난 뒤에도 지속되면 자석체를 떼어 내서 부작용을 줄이도록 한다.

05 온구법

온구법은 온열작용으로 귀를 자극하는 질환을 치료하는 방법이다. 온구법은 경락을 따뜻하게 하여 찬 기운을 몰아내고 경락을 소통시키는 효능이 있다. 허약체질, 신체가 찬 증상, 비증 등에 쓰인다.

온구법의 재료는 쑥뜸, 마사지봉 등이다. 쑥뜸은 귀 전체 혹은 특정 부위의 이혈을 온구할 수 있다. 쑥뜸을 뜰 때 우선 마늘즙을 선택한 이혈에 바르고 보리알만한 쑥뜸심지를 붙인 다음, 향으로 불을 붙이고 피부가 뜨거워지면 새로 교체하여 다시 뜸을 뜬다. 일반적으로 매번 1~3개의 혈위를 뜸을 뜨는데 매개 혈위를 3~9분간 뜸을 뜬다. 이 방법은 안면신경마비, 요통, 다리통증, 비증 등에 적용된다.

하나의 이혈에 뜸을 뜰 때는 향으로 불을 붙인 다음 선택한 이혈에 피부와 1cm정도 거리를 두고 국부가 온열감이 있을 정도로 3~5분간 뜸을 뜬다. 이는 요통, 다리통증, 낙침, 견주염 등에 적용된다. 온구 이혈을 시술할 때 모발과 피부에 화상을 입지 않도록 주의한다.

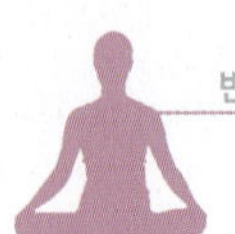

06 이혈채취법

질환에 상응한 부위에 따라 취혈한다.

예를 들어, 위질환은 위혈을 취하고 견관절주위염은 견관절, 견혈을 취하고 충수돌기염은 충수돌기혈을 취한다. 이렇게 상응부위 위주로 취혈하고 기타 혈위와 협동하면 귀의 자극효과를 향상시킬 수 있다.

▶ 한방의 이론에 근거하여 취혈한다

이명은 신장혈을 취한다. 신장은 귀로부터 경락이 소통되기 때문이며 눈 질환은 간혈을 취한다. 간은 눈으로부터 경락이 소통되기 때문이다. 불면증은 심장혈을 취하는데, 심장이 정신을 주관하기 때문이다. 불면은 심신이 안정을 취하지 못하는 것과 관련이 있기 때문이다. 피부병은 폐혈을 취하는데 폐는 피부와 모발 등을 주관하기 때문이다.

▶ 현대의학지식으로 취혈한다

고혈압은 강압구를 취하고 부정맥은 심혈을 취하며 월경불순은 자궁혈을 취하고 소화기궤양은 피질하부와 교감혈을 취한다.

▶ 혈위기능에 따라 취혈한다

혈위에 대한 자극은 그에 상응하는 기능과 효과가 있으므로 혈위의 기능에 따라 취혈할 수도 있다. 예를 들면 신문혈은 통증을 멎게 하는 혈위이므로, 통증질환은 상응부위 외에도 신문혈을 취해야 한다. 침혈은 어지럼증을 해소하는 혈위를 취한다. 머리가 어지럽거나 현기증이 나면 침혈을 취한다. 이첨에 피를 내면 열이 내리고 혈압을 낮추며 진정시키고 알레르기를 해소하며 머리를 맑게 하고 눈을 잘 보이게 한다. 때문에 현기증, 건망증, 발열, 고혈압, 알레르기성 질환은 이첨방혈법을 적용할 수 있다.

▶ 임상경험에 근거하여 취혈한다

귀마사지의 임상실험에서는 많은 혈위의 효과를 발견해왔다. 이를 적절히 응용하여 귀마사지 치료효과를 향상시켜야 한다. 예를 들면 신문혈은 진정, 진통, 안면마비 등에 효과가 있는 것으로 밝혀졌다. 그러나 간염, 간염합병증, 위장기능장애 등 질환을 치료할 때는 신문혈을 사용하지 말아야 한다. 신문혈은 위장장애를 일으켜 배가 붓고 옆구리가 부어 오르는 등 증상이 악화될 수 있기 때문이다. 이때 간을 편하게 하고 비장을 건강하게 하며 붓기를 빼고 기를 조정하는 혈위인 간, 비장, 삼초, 정중, 피질하부 등의 혈을 선택해야 한다. 위의 불화 그리고 불면증상일 때는 간을 편하게 하고 위를 편안하게 해주는 데 중점을 두어야 한다. 위가 편하지 않으면 누웠을 때 불편하기 때문이다.

• **힌트** 귀의 건강은 장기와 관련이 있다.

귀는 청각기관이긴 하지만 인체의 기타 장기 건강에도 관련된다. 귀의 형태는 미치 베이기 물구나무를 서고 있는 것과도 비슷하다. 귀에 분포된 혈위의 수는 발보다도 더 많다. 그렇기 때문에 매일 자신의 귀를 마사지하는 것은 질병 예방을 위해 매우 좋은 습관이다. 그만큼 자기 신체의 면역력을 강화해주기 때문이다.

귀의 혈위는 인체의 오장육부와 조직기관과 대응된다. 마사지를 통한 이혈 자극은 신체의 기관이 서로 통하게 하는 작용을 하는 셈이다. 즉 이혈점의 자극을 통하여 상응한 조직기관과 장부의 경락을 조정하는 기능을 하여 병을 예방하고 치유하는 작용을 한다.

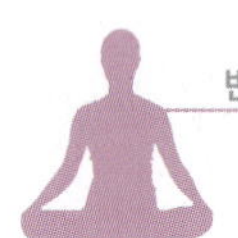

귀마사지 요법

01 이첨 당기기

- **방법** 양손의 모지와 시지로 이첨을 위로 당기면서 주무른다. 15~20회 실시하며 국부가 열이 나고 빨개질 정도로 마사지한다.
- **작용** 이첨을 자주 당기면 신장을 보양하고 진정시키며 통증을 멎게 하고 머리를 맑게 하고 열을 내리며 알레르기를 방지하는 등의 효능이 있다. 이 방법은 고혈압, 불면, 인후염, 피부병 등의 질환자에게 쓰인다.

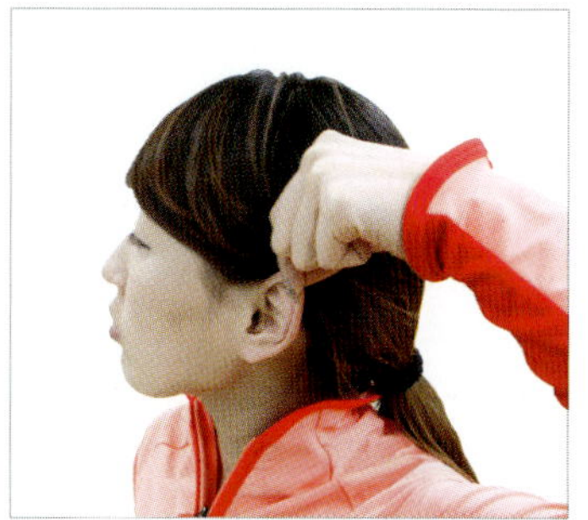

▶그림 이첨을 위로 잡아당긴다.

02 구명천고법(叩嗚天鼓法)

- **방법** 양손의 손바닥으로 귀를 막고 양손의 손가락을 머리 뒤에 받친 후에 양손의 시지로 간지를 내리친다. 그러면 쿵쿵 소리가 나는데 연속으로 20회 내리친다.

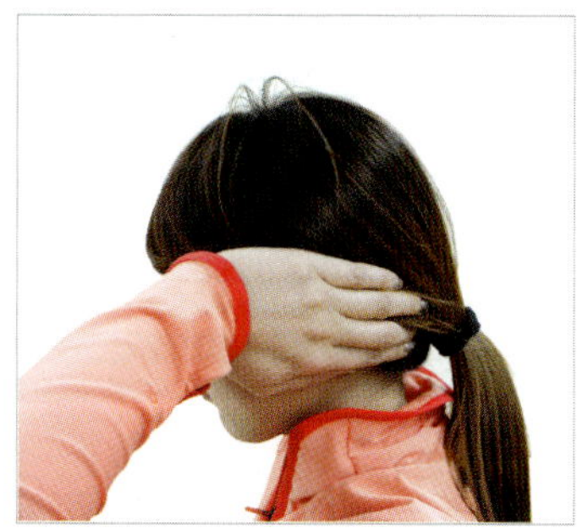

▶그림 구명천고법

- **작용** 이 방법을 꾸준히 활용하면 머리를 튼튼하게 하고 눈을 맑게 하며 신장을 강화시켜준다.

03 이륜마사지법

- **방법** 양손은 주먹을 쥐고 모지 지두와 시지 소절과 중절의 외측으로 이륜을 따라 상하를 왕복하면서 마찰한다. 이륜이 충혈되고 열이 날 때까지 마찰한다.
- **작용** 자주 이륜을 마찰하면 머리를 맑게 하고 심장을 강화하며 귀가 잘 들리게 하고 눈을 맑게 하는 효능이 있다. 이 방법은 음위, 빈뇨, 변비, 허리와 다리통증, 경추병, 당황, 가슴이 답답한 증상, 두통, 어지럼증 등 질환의 환자에게 사용된다.

04 이수를 아래로 잡아당기기

- **방법** 양손의 시지와 모지로 이수를 주무르면서 빨갛게 되고 열이 나도록 주무른다. 그리고 나서 이수를 아래로 당겼다 놓으면서 손가락으로 이수를 튕겨 원위치로 복귀시킨다. 매일 이 방법으로 2~3번 실시하는 데 매번 20회씩 진행한다.

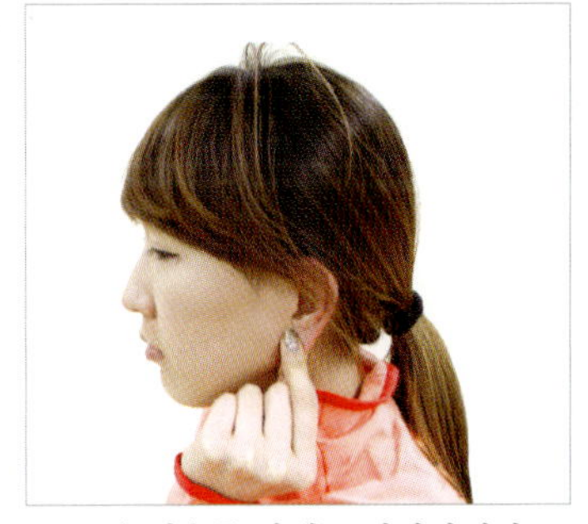

▶**그림** 이수를 아래로 잡아당긴다.

- **작용** 자주 이수를 주무르고 튕기면 귀의 혈액순환을 촉진시키고 신장을 튼튼하게 하며 허리를 건강하게 하는 효과가 있다.

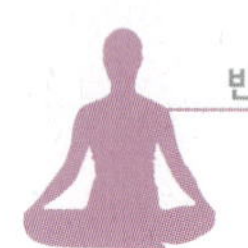

05 귀뿌리 끼고 밀기

- **방법** 간지를 귀 앞에 놓고 시지를 귀 뒤에 놓는다. 두 손가락을 동시에 위로 누르면서 귀, 얼굴, 머리가 열이 날 때까지 20~40회 밀어준다. 속도는 너무 빨라서도 안 되고 빠르다가 느려도 안 된다. 고르고 지속적으로 마사지해야 한다. 마사지의 힘은 피부가 주름이 지지 않을 정도가 좋으며 마사지할 때 한쪽 방향으로 실시해도 괜찮고 상하로 교체해가면서 해도 된다.
- **작용** 마사지를 꾸준히 하게 되면 머리를 건강하게 하고 두통, 어지럼증, 신경쇠약, 이명 등에도 아주 좋은 효과가 있다.

▶ **Point** 귀마사지는 머리 부위의 혈액순환을 촉진시킨다

귀마사지는 발열감을 느낄 만큼 하는 게 좋다. 이는 두면부의 혈액순환을 촉진시키고 얼굴 부위에 영양을 주고, 이혈에 상응하는 장부의 기능을 개선시켜 줌으로써 만성질환을 예방하거나 증상을 완화하는 효과를 발휘한다. 또한 이혈마사지는 대사물질의 배설을 촉진시켜주므로, 자주 이혈마사지를 하면 얼굴에 광택이 나고 탄성이 생기는 것을 발견할 수 있다.

06 귀의 건강을 지키는 생활 습관

1) 스스로 귀 건강을 지키는 습관

- 귀지를 함부로 파지 말아야 한다. 귀지는 사람들의 활동에 자연스럽게 탈락하므로 깨끗하게 하려면 면봉을 사용해 가볍게 외이도에서 돌리고 귀를 아래로 향하게 하여 귀지가 저절로 나오게 하여야 한다. 가능한 손톱이나 끝이 날카로운 것으로 귀지를 파지 말아야 한다. 귀지가 귓구멍을 막으면 의사의 도움을 받아 꺼내야 한다.
- 감기에 걸렸을 때 코를 막고 코를 풀지 말아야 한다. 기류가 코로부

터 중이강에 세균을 가지고 들어와 급성중이염을 일으킬 수 있기 때문이다.

· 약물성 귓병을 예방하여야 한다. 특히 어린이들이 젠타마이신, 카나마이신, 스트렙토마이신 등 약물을 사용할 때에 각별히 주의를 시켜야 한다. 수시로 환아들에게 이명과 청력변화가 일어나지 않는지 관찰해야 한다. 일단 약물성 귓병이 발생하게 되면 회복은 매우 어렵다.

· 만성중이염이 있는 환자는 고름이 흐를 때 제때에 질환이 있는 구를 청결하게 해야 하며 약물을 떨어뜨려 합병증의 발생을 방지하여야 한다.

· 귀를 파는 습관을 고쳐야 한다. 일반적으로 1주에 1번 정도면 괜찮다. 하지만 먼지가 많은 곳, 특히 피지가 많은 사람들은 피해야 한다.

· 수영시 귀를 보호하는 귀마개를 착용하여 물이 들어가는 것을 방지해야 한다. 일단 물이 들어갔을 경우에는 머리를 한쪽 방향으로 기울여 물이 흘러나오게 하고 다시 면봉으로 귀를 가볍게 닦아준다.

2) 귀 건강을 지키는 생활습관

· 평소 평온한 정신상태를 유지한다. 사람은 정서가 흥분되거나 조급하게 되면 아드레날린이 증가되며 내이(內耳)소동맥혈관이 경련을 일으켜 작은 혈관 내의 혈액 흐름이 느려져 내이의 산소공급이 부족하게 되며 궁극적으로 돌발성이롱(突發性耳聾)이 오게 된다.

· 영양소의 균형을 맞춘 음식습관을 길러야 한다. 아연, 철, 칼슘이 풍부한 음식을 섭취하여 미량원소의 결핍을 감소시켜 미세혈관의 확장과 내이의 혈액공급을 개선하며 청력감퇴를 방지한다.

· 증상에 맞는 약을 사용하는 습관: 청신경에 해로운 약물을 오남용하지 않아야 한다. 아미노당류의 항생제는 달팽이관의 손상을 유발하는 독성약물이다. 이런 종류의 항생제 사용을 피하는 것이 약물성 부작용을 줄이는 올바른 습관이다. 가족 중에 이독성(耳毒性)약물의 알레르기가 있는 사람은 이런 종류의 약물을 주의하여 사용하여야 한다.

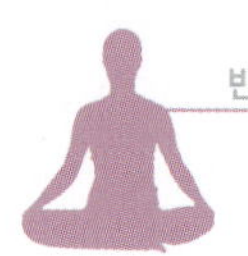

· 적극적으로 고혈압, 고지혈, 뇌동맥경화와 당뇨병 등 질환을 치료하여야 한다. 이런 질환들은 귀의 병리적 변화를 일으킬 수 있다.

3) 귀의 건강을 지키는 생활

· 장기간 높은 데시벨의 소음을 피해야 한다. 높은 데시벨의 소음은 청각유모세포를 손상시키고 내이를 손상시켜 소음성이롱을 초래한다.

· 공장의 소음은 직업적 소음성이롱을 초래한다. 장시간 소음이 있는 환경에서 작업하려면 소음방지용 귀마개를 사용하여야 한다. 소음이 큰 오락장소에는 가능한 적게 가는 것이 좋다. 그리고 장시간 이어폰을 사용하는 것을 피해야 한다. 그렇지 않으면 청력감퇴를 유발한다.

· 자주 귀를 마사지하여야 한다. 마사지는 내이의 혈액순환을 촉진시킨다. 예를 들면 귓바퀴를 마사지하고 이수를 주무르며 풍지혈을 마사지한다. 정좌자세로 눈을 감고 양손의 시지를 귓구멍에 넣었다가 빠르게 빼는 것을 연속해서 실시한다.

· 무리해서 귀지를 파내지 말아야 한다. 힘을 주어 귀를 파다 보면 외이도가 손상되거나 감염을 일으킬 수 있고 외이도부스럼, 염증, 궤양을 초래한다. 귀를 팔 때 귀이개는 또 고막 혹은 청소골에 손상을 줄 수 있으며 고막에 구멍을 내어 청력에 영향을 줄 수 있다.

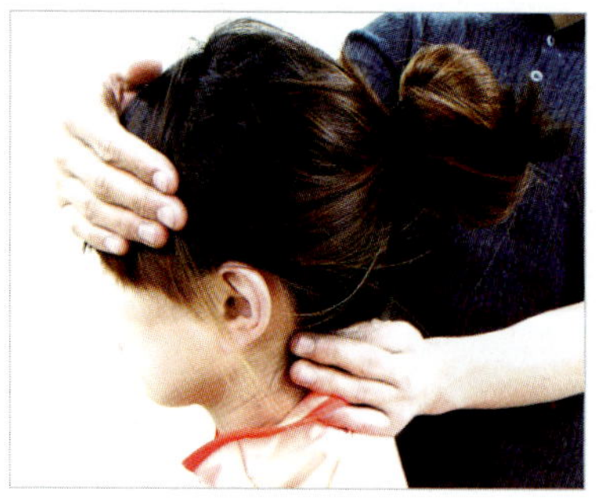

▶그림 자주 풍지혈을 마사지하면 내이의 혈액순환을 촉진시킬 수 있다.

07 이어폰 사용을 자제하여 청력을 보호해야 한다

연구에 의하면 현재 청소년들 중에 소음성 청력손상이 점차 많아지고 있는 추세이다. 많은 청소년들이 즐겨 사용하는 이어폰이 바로 소음의 원인이기 때문이다.

청소년들이 MP3 등을 들을 때 흔히 청각향수와 쾌감을 느끼기 위해 일부러 소리를 크게 틀어놓기 때문에 청력에 손상을 입게 된다. 소음은 청력의 손상에 있어서 소리의 크기와 접속시간이 정비례된다. 이어폰 사용은 한 번에 20분을 초과하지 않는 것이 가장 바람직하며 소리는 60데시벨을 초과하지 않는 것이 바람직하다. 이렇게 이어폰을 사용하게 되면 청력에 큰 영향을 주지 않는다. 시간이 지속되고 소리가 커짐에 따라 청력은 무형의 손상을 입게 되는데 이러한 손상은 돌발성으로 나타나는 것이 아니라 점진적으로 진행된다. 5년, 10년, 20년이 나타날 수노 있다.

음의 접촉이 없는 정상인은 일반적으로 70세 전후에 청력이 감퇴하기 시작하는데 소음접촉사가 있는 사람은 4, 50대에 청력이 떨어지기 시작하며 점차 잘 듣지 못하게 된다. 이어폰의 음량은 외이도를 통하여 직접 내이도로 전해지기 때문에 이어폰은 청력에 대한 영향이 제일 크다. 헤드폰은 상대적으로 괜찮은 편이다. 같은 데시벨의 음량이라 하더라도 CD로 들을 때는 피해가 더욱 적다.

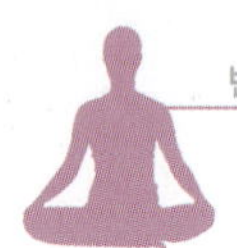

08 노인성 난청의 예방

노인성 난청은 기타 질환이 없는 상황에서 발생하는데 이는 여러 가지 생활요소의 영향을 받는다. 노인성 난청의 발생을 어떻게 하면 지연시킬 수 있을까? 여기에서 가장 중요한 것은 예방이라고 생각한다.

· 노인들에게 적합한 운동을 자주 하도록 환경을 조성한다. 예를 들면 소풍, 도보여행, 태극권, 기공 등인데 전신의 혈액순환을 촉진시키고 내이기관의 혈액공급을 강화하여 내이기관의 대사를 개선할 수 있다.

· 노인은 자주 귀와 고막을 마사지하여야 한다. 자주 손으로 귓바퀴를 가볍게 마사지한다. 손바닥으로 가볍게 내이를 누르고 이완하기를 반복하며 이병을 손가락으로 끊임없이 눌러 고막에 마사지작용을 하게 한다.

· 평소 일을 적당히 하는 생활과 함께 긴장과 흥분을 피하고 자신의 감정을 제어하여야 한다.

· 균형 있는 음식습관을 기르고 담배와 술을 끊어 니코틴과 알코올에 의한 내이에 대한 손상을 피한다.

· 소음에 의한 손상을 방지한다. 너무 큰 소음에 노출되지 않도록 하고 폭죽을 터뜨릴 때는 손으로 귀를 막아서 고막을 보호해야 한다.

· 난청이 발생할때 가급적이면 빨리 보청기를 착용하여 청력의 지속적인 감퇴를 예방하고 대뇌기능의 퇴화를 방지하여야 한다.

· 고혈압, 당뇨병 등 만성질환의 치료에도 주의를 기울여야 한다.

▶ Point 감기에 걸렸을 때 귀의 염증에 주의해야 한다.

감기에 걸렸을 때 내이가 갑자기 통증을 느낄 수 있다. 이 경우 제때에 소염치료를 하여 염증이 가중되는 것을 방지하고 고막의 천공, 고름이 흐르는 청력의 손상으로 이어지는 2차 피해를 예방해야 한다.

귀마사지 금기와 주의사항

01 귀마사지 금기사항

· 심각한 심장질환환자는 적합하지 않으며 강한 자극은 더욱 피해야 한다.
· 심각한 기관조직상의 질환이 있고 심한 빈혈 환자는 귀의 강한 자극을 피해야 한다.
· 외이에 염증이 있을 경우 귀마사지를 하지 말아야 한다.
· 습관성유산이나 신체가 허약한 임산부는 귀마사지를 피해야 한다.
· 연세가 많고 허약하며 심한 신체질환이 있으며 고혈압이 있는 환자는 마사지 시술 전에 적당히 휴식을 취한 다음 시작한다. 마사지 시술 또한 가볍고 부드러워야 하며 자극은 적당히 하여 사고의 발생을 방지하여야 한다.
· 자주 호르몬제를 복용하거나 극도로 피로한 사람은 마사지를 하지 말아야 한다.

02 귀마사지 주의사항

정확한 마사지는 심신이 이완되게 하며 피부미용용품의 흡수를 촉진시키지만 잘못된 마사지는 피부를 손상시킨다. 때문에 우리는 마사지 주의사항을 잘 기억하여 마사지가 보건의 기능을 하게끔 하여야 한다. 귀마사지 주의사항은 다음과 같다.

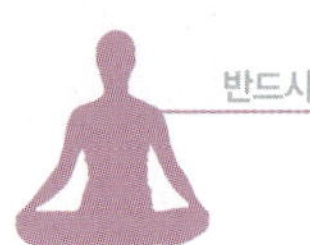

· 실내가 조용하고 깨끗해야 하며 바람을 피하고 소음의 자극을 피해야 하며 신선한 공기를 유지해야 한다.

· 시술자의 손과 손톱은 청결해야 한다. 마사지 전에 반드시 손을 씻어야 하며 피부질환이 있는 사람은 타인에게 마사지를 실시해서는 안 된다. 감염의 위험이 있기 때문이다.

· 시술자는 매 혈위나 반사구를 마사지하기 전에 침으로 찌르는 듯한 반사통점을 테스트하여 치료가 정곡을 찌르도록 해야 한다.

· 마사지 시술 시간은 환자의 체질과 요구에 따라 환자의 심신이 이완되었다면 그에 상응해서 시간을 연장할 수 있다. 특히 손, 귀 부위의 마사지는 심신이 이완되고 기분이 좋을 때는 모두 가능하다.

· 귀의 혈위는 대부분이 좌우대칭이다. 때문에 두 귀를 모두 마사지해야 효과가 뚜렷하게 나타날 수 있다.

· 마사지 시술 중 기법은 먼저 가볍게, 점차적으로 힘있게 하며 얕은 곳부터 깊은 곳으로, 천천히 시작하여 점차 빠르게 실시하며 끝나기 전에는 또 국부를 이완시키는 마사지를 하여야 한다.

· 마사지기법은 땡땡하고 시큰시큰하며 저린 정도의 강도가 적당하다. 기법은 리듬 있게, 압력은 안정적이어야 한다. 힘은 무지막지하게 쓰면 안되며 기법의 전환이 자연스러워야 한다. 힘은 과도하게 가하지 말고 피술자가 받아낼 수 있을 만큼 시원한 감이 들도록 시술해야 한다.

· 이혈에 붙이고 가압할 때 테이프알레르기가 있는 사람은 붙이고, 가압하는 시간을 줄이고 부신혈을 추가하여 가압하여야 한다. 이혈에 붙이고 가압할 때는 문지르면서 주무르지 말아야 피부의 손상과 감염을 피할 수 있다.

· 이혈온구법을 사용할 때는 모발을 태우거나 피부를 데워서는 안 된다.

· 마사지가 끝난 뒤 반시간 후에는 수분을 보충해야 한다. 일반적으로 따뜻한 물을 500ml 정도 마신다. 하지만 신장질환 환자에게 수분 보충은 150ml을 초과하지 말아야 한다.

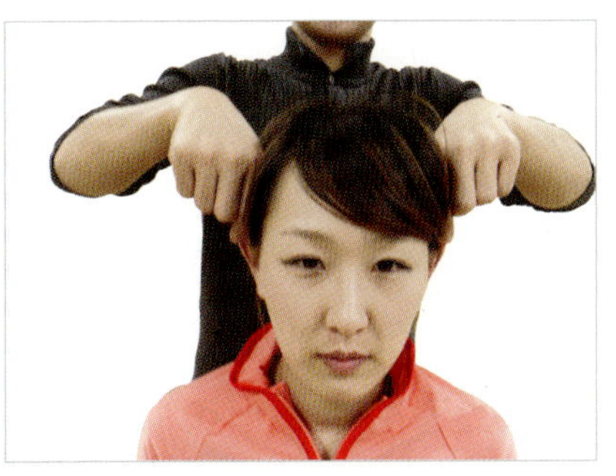

▶**그림** 대칭이 되게 이혈을 마사지해야 효과가 더 좋다.

▶ Point 마사지 후 일반적으로 발생하는 반응

마사지 후에는 다양한 신체 반응이 일어난다. 졸리거나 하품을 하는 경우도 있다. 발열, 콧물, 권태, 오줌의 양이 증가되기도 하며 발이 붓고 발바닥과 손바닥에 땀이 나며 정맥이 뚜렷하게 굵어진다. 이같은 신체변화의 증상은 호전 전의 징조이므로 당황해 할 필요는 없다. 마사지 후에 신체의 경락과 혈액이 조정되면서 독소의 배출이 활성화되기 때문이다. 신체가 완전히 회복되면 이런 증상은 자연스레 사라진다.

03 귀를 보양하는 음식

1) 아연을 함유한 음식

연구에 의하면 달팽이관 내부에는 아연 함량이 다른 기관보다 훨씬 높다고 한다. 60세 이상의 노인의 달팽이관 내의 아연 함량은 뚜렷하게 낮은 편이다. 아연의 부족은 달팽이관의 기능에 영향을 주어 청력감퇴를 초래하게 된다. 때문에 아연을 함유한 음식은 귀 기능의 유지에 아주 중요하다고 할 수 있다. 아연을 함유한 음식은 물고기, 소고기, 돼지간, 닭간, 계란, 여러 가지 해산물, 사과, 귤, 호두, 오이, 토마토 등이다.

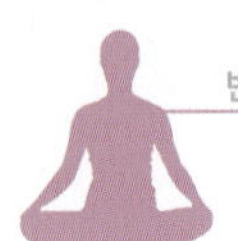

2) 철분을 함유한 음식

철분이 결핍되면 혈관이 경화되고 산소를 운송하는 능력이 떨어져 귀의 영양 공급이 부족하게 된다. 이로 인해 청각세포의 기능이 파괴되어 청력이 떨어지게 된다. 철분을 보충하면 귀의 혈액공급이 원활해져 청력감퇴를 막는 데 효과적이다. 철분이 풍부한 음식은 살코기, 콩 제품, 동물간, 검은 목이버섯, 흰 목이버섯, 콩류, 시금치, 김, 새우껍질, 원추리, 고수 등이다.

3) 단백질과 비타민을 함유한 음식

연구에 의하면 소음은 인체 중의 일부 아미노산과 비타민(비타민B군 등)소모를 증가시킨다고 한다. 인체에서 비타민중에서도 특히 비타민D가 결핍하게 되면 그 대사유도체 캘시페롤이 감소되어 청각기능을 하고 있는 내이청각세포가 퇴행성변화를 일으키게 된다. 단백질과 비타민이 풍부한 음식의 대표적인 사례로는 우유를 들 수 있다. 우유에는 우리들이 알고 있는 거의 모든 비타민이 다 함유되어 있다. 예를 들면 비타민A, 비타민D, 비타민B1, 비타민B2, 비타민E, 카로틴 등이다. 그 외에 살코기, 콩류, 검은 목이버섯, 버섯, 각종 녹색야채, 무 등도 많이 먹어야 한다.

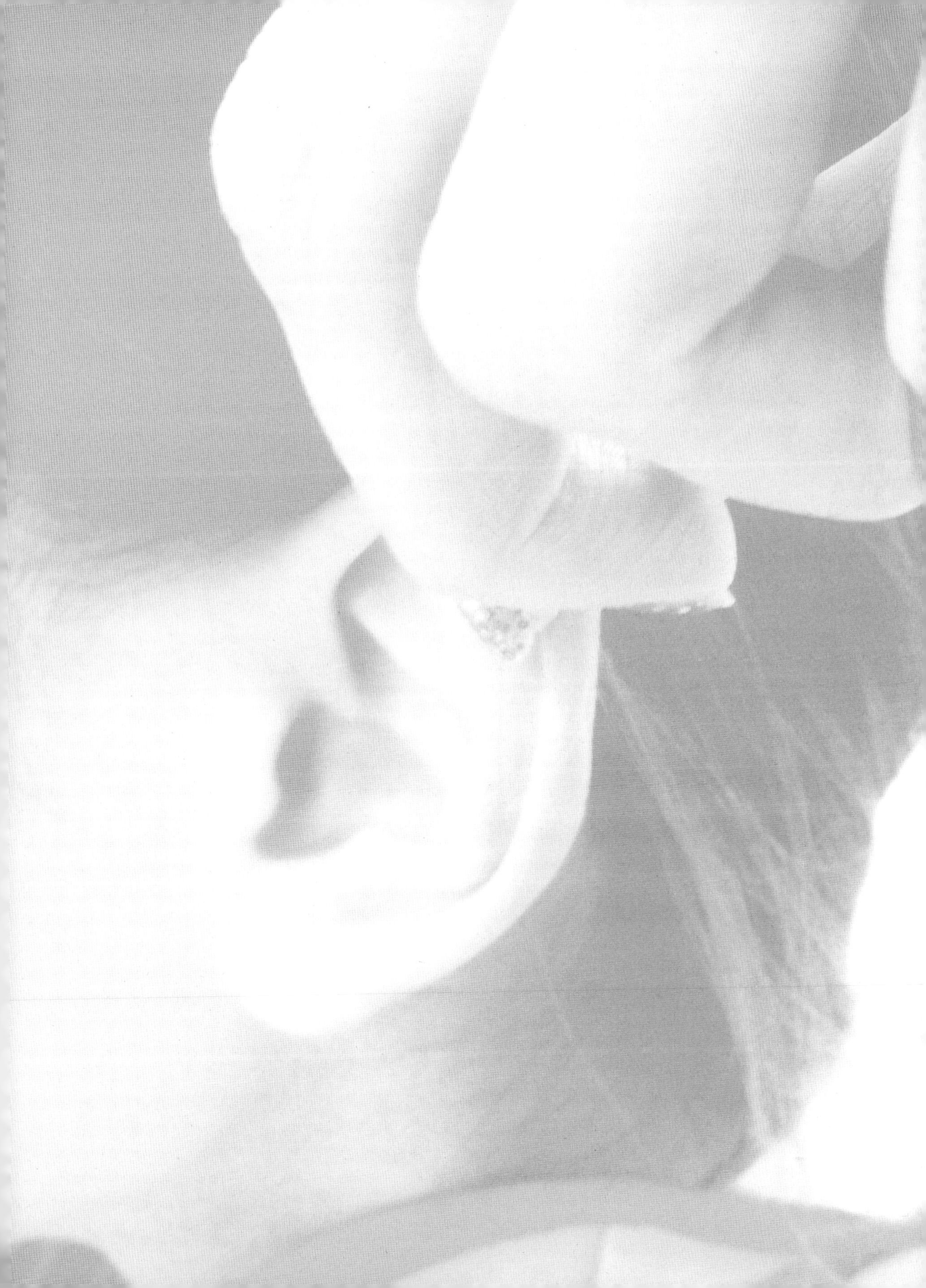

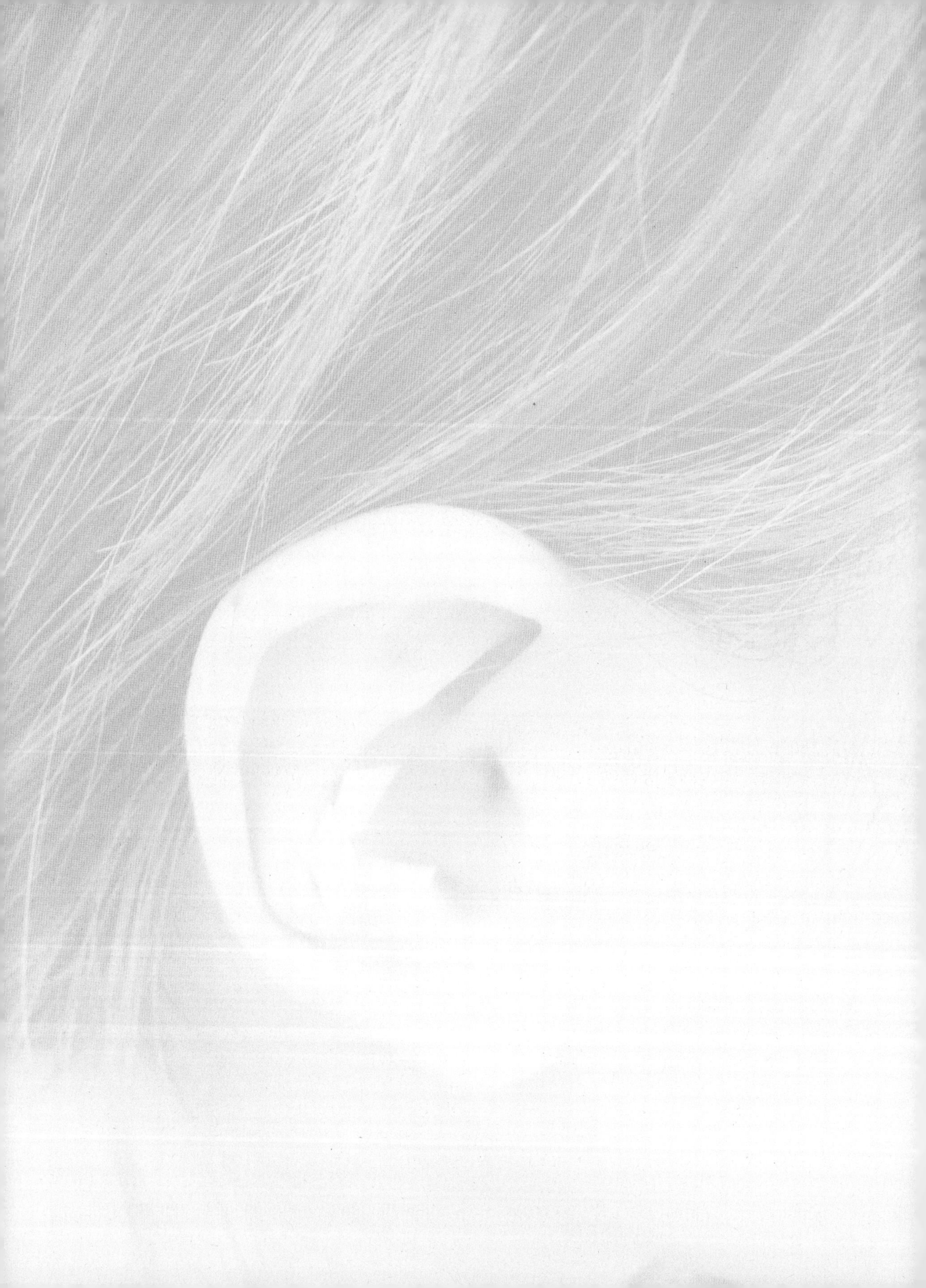

Section

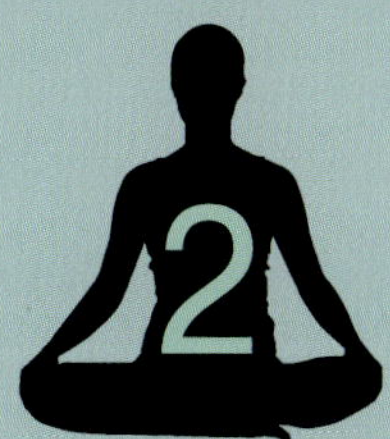

만병통치 이혈마사지

만병통치 이혈마사지

현대생활의 리듬이 빨라짐에 따라 사람들의 신체에도 여러 가지 문제들이 생길 수 있다. 예를 들면 감기, 천식, 고혈압, 당뇨병, 경추병, 불면 등이 있다. 우리는 일상생활에서 이혈마사지를 통하여 효과적으로 증상을 완화시키고 통증을 감소시키며 자신의 신체건강을 지킬 수 있다.

01 만성기관지염

만성기관지염은 감염이나 비감염 요소들로 인한 기관, 기관지점막 그리고 주위 조직의 만성 비특이성 염증이다. 겨울에 많이 발작하는데 봄이 되어 따뜻해지면 완화된다.

만성기관지염의 가장 뚜렷한 증상은 기침, 가래다. 일반적으로 아침에 일어나면 기침과 가래가 많은데 낮에는 상대적으로 기침이 적은 편이다. 저녁에 자기 직전에 기침과 가래가 잦아진다. 가래는 백색점액 혹은 장액성 거품이며 간혹 피를 동반한다.

▶ 시진(視診)

• **주해** 눈으로 직관적인 귓바퀴의 이혈에 여러 가지 변화를 관찰하는 진단법을 가리킨다. 예를 들면 변색, 구진, 낙설, 혈관이 부풀어오르는 증상 등의 특징으로 질병을 진단하는 것이다.

기관, 기관지반사구에 백색융기가 있고, 소수는 백색구진이 있으며 광택이 없다.

▶ 촉진

- **주해** 측정의기, 손가락지두 등으로 귀를 측정하여 이혈의 형태변화와 압통민감 정도를 관찰하여 질환의 치료와 진단의 근거로 삼는 진단법을 가리킨다.
  기관, 기관지반사구에 조각모양과 알갱이모양의 변형이 있으며 만지면 통증이 뚜렷하지 않다.

▶ 전기측정

- **주해** 전기측정은 전기저항의 수치 차이로 질병을 진단하는 방법이다. 기관혈, 기관지혈에 양성반응이 있다.

▶ 취혈 폐, 내비(內鼻), 외비(外鼻), 교감, 비장, 인후, 기관, 기관지, 부신 등 반사구.

▶ 마사지기법

1. 환자는 앉은자세를 취한 다음 무 씨앗 혹은 장구채 씨앗을 0.5cm ×0.5cm 정도의 테이프 중앙에 놓고 상응한 혈위에 붙인다. 매번 3~4개의 혈위를 취하여 붙이고 두 귀는 번갈아 진행한다. 매일 5~8회 누르는데 국부가 땡땡하고 시큰시큰할 정도로 마사지한다. 2일에 한번씩 붙이는데 10번을 한번의 치료과정으로 한다.

2. 시지로 위에서 기술한 혈위를 누른다(그림)

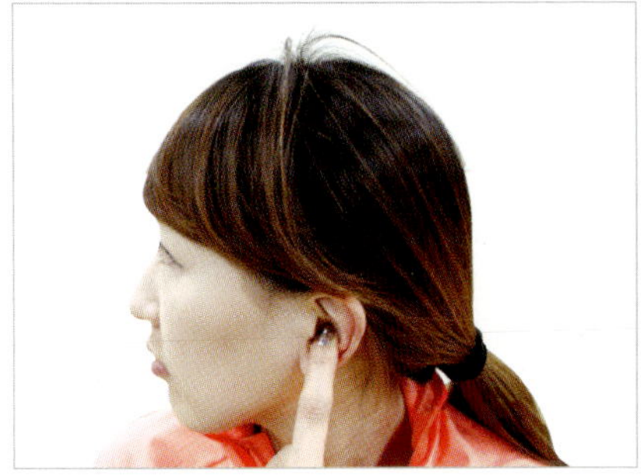

▶**그림** 폐, 기관반사구를 누른다.

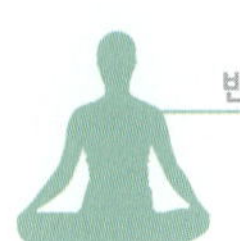

02 기관지천식

기관지천식은 기관지경련, 점막부종, 분비물증가로 인하여 기관지가 막히는 알레르기성 질환이다. 기관지천식은 잘 움직이지 못하는 노인층이나 아이들에게서 발병한다. 질환을 일으키는 원인은 다양하다. 예를 들면 기후, 먼지, 꽃가루, 냉기, 기름연기, 화학성 기체, 음식이 맞지 않는 등 여러 가지가 있다.

기관지 천식은 숨이 가쁜 호흡곤란과 함께 일정치 않게 기침과 가래를 동반하는 것이 주요 증상이다.

▶ 전기측정

폐혈, 기관지혈, 내분비혈, 기침을 멎게 하는 혈위, 알레르기반사구 등에 양성반응이 나타난다.

▶ 취혈 폐, 부신, 기관지, 비장, 내분비, 신문, 신장, 피질하부부, 인후, 교감 등 반사구이다.

▶ 마사지기법

1. 귀를 깨끗이 씻고 아래로부터 위로 가볍게 귓바퀴를 5~10회 누르며 문지른다. 부위가 가벼운 통증을 느낄 정도가 적당하다.

2. 기관지, 부신, 폐, 신장 등 반사구를 10~15회 누른다. 기관지, 폐반사구에서는 점차 힘을 가하며 국부가 열이 나고 땡땡한 감이 날 정도

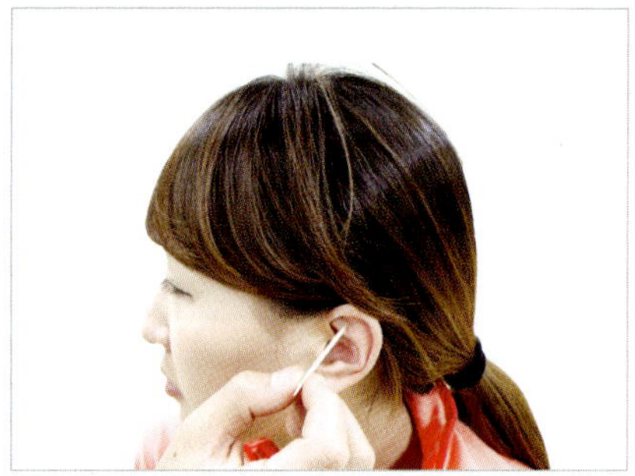

▶그림 신문반사구를 누른다.

로 양 귀를 번갈아 마사지한다.

3. 이쑤시개로 인후, 피질하부, 신문, 내분비, 비장, 교감 등 반사구를 각각 20회 누른다. 국부가 불그스름해지고 열이 나며 땡땡한 정도가 적당하며 세기는 약하게 시작하여 강하게 한다.

03 만성인후염

만성인후염은 흔히 보게 되는 인두부 질환이다. 대부분이 상부호흡기관 감염성질환이다. 일상적으로 담배를 많이 피우고 술을 많이 마시는 사람 그리고 유해분진 혹은 기체를 접촉하는 사람들이 많이 걸리게 된다.

만성인후염환자의 인두가 가렵거나 여러 가지 불편한 증상이 나타난다. 예를 들면 작열, 건조, 미통, 가려움, 이질감 등인데 기침으로 분비물을 제거한다. 아침에 일어나서 힘 있게 분비물을 제거하려고 하면 자주 토할 것 같이 불편한 감이 있으며 기침으로 걸쭉하고 두터운 가래를 뱉어야 증상이 완화된다.

▶ **취혈** 인후, 폐, 비장, 대장, 뇌, 신장, 부신, 신문 등 반사구.

▶ **마사지기법**

인후와 폐를 주요한 혈위로 하고 1~2개의 혈위를 더 취한다. 귀를 소독하고 피부가 마른 뒤 장구채 씨앗이나 무 씨앗을 0.5cm×0.5cm 정도의 통증해소테이프의 중앙에 놓고 그에 상응한 혈위에 붙인다. 그리고 매일 붙인 부위를 6~8회 누른다. 땡땡하고 시큰시큰할 정도가 적당하다. 하루 건너 실시하는데 10번을 한번의 치료과정으로 정한다. 이쑤시개로 상술한 반사구를 눌러도 그에 상응한 작용을 할 수 있다.

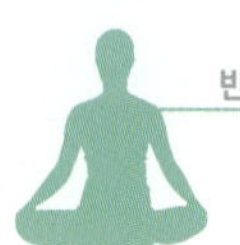

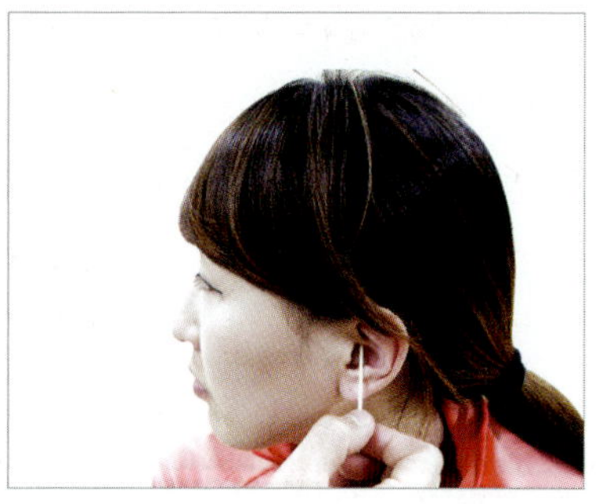

▶그림 이쑤시개로 인후반사구를 누른다.

• Point 만성인후염 치료약물과 함께 치료한다

만성인후염은 약물치료와 함께 진행하면 치료효과를 높일 수 있다. 예를 들면 죽절초 구강정과 함께 사용할 수 있다. 평소에 일상생활을 규칙적으로 하고 운동으로 면역력을 강화한다. 또한 감기를 예방하며 매운 음식을 적게 먹고 술담배를 끊으며 배변의 원활한 상태를 유지하여야 한다.

04 감기

감기는 여러 가지 바이러스로 인해 흔히 겪는 호흡기질환이다. 이 질환은 계절에 관계없이 걸리는 질환인데 겨울과 봄에 많이 걸리게 된다. 감기는 바이러스를 함유한 기침이나 가래, 오염된 도구를 통해 전파된다. 감기를 예방하는 가장 효과적인 방법은 인체의 면역력을 조절하여 보양하는 것이다. 감기의 주요증상은 전신이 시큰시큰하고 통증이 있으며 힘이 없거나 두통이 있는 것이다. 또한 눈이 아프거나 머리가 어지럽고 졸리며 인후가 마르고 통증이 있다. 기침을 하고 코가 막히며 콧물을 흘리고 재채기를 하며 춥고 발열하는 등의 증상도 있다.

▶ 전기측정

폐혈, 인후혈, 내비혈(內鼻穴), 기관혈(氣管穴), 구혈(口穴) 등에서 양성반응이 나타난다.

▶ **취혈** 폐, 외비(外鼻), 내비(內鼻), 이첨, 인후, 부신 등 반사구.

▶ **마사지기법**

1. 우선 귀를 깨끗이 씻고 귀를 3~6회 주무른다. 이첨을 힘있게 위로 당겼다가 가볍게 내려놓는 기법으로 반복하여 마사지를 10회 정도 실시하고 환자가 버틸 수 있는 정도로 두 귀를 번갈아 마사지한다.

2. 지첨이나 이쑤시개로 폐, 부신반사구를 누른다. 손이 피부를 떠나지 않도록 지속하여 2~3분간 국부에 열이 나고 땡땡하고 통증이 날 정도가 적당하다.

3. 지첨으로 내비, 외비, 이첨, 인후반사구를 2~3분간 환자가 버틸 수 있을 정도의 강도로 국부가 붉어질 때까지 누른다.

4. 시지와 모지지두로 반복하어 위에서 기술한 반사구를 5~10회 주무른다. 느리게 이완하여 두 귀를 번갈아 마사지한다.

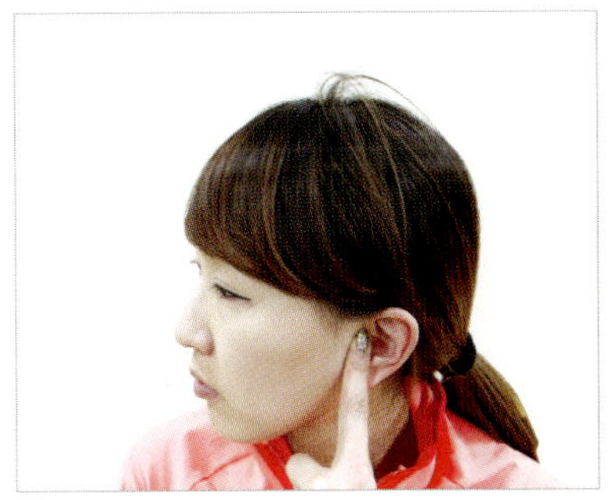

▶그림 이쑤시개로 인후반사구를 누른다.

05 기침

기침은 호흡기 질환의 주요한 증상이다. 흔히 기침을 많이 하면, 호흡기 감염, 인후염, 급 만성기관지염, 기관지확장, 폐렴, 폐결핵 등이다.

질환을 일으키는 원인에 따라 기침증상은 다르다. 예를 들면 풍열로 인한 기침은 가래가 두껍고 황색이며 콧물도 황색을 띤다. 풍한으로 인한 기침은 가래가 대부분 백색이고 희박하며 콧물도 맑다.

▶ **취혈** 폐, 기관지, 기관, 부신, 인후, 교감, 피질하부, 비장, 신문 등 반사구이다.

▶ **마사지기법**

1. 귓바퀴 국부를 소독하고 무 씨앗이나 장구체 씨앗을, 이하 이 대목이 나오면 동일하게 고칠 것 0.5cm×0.5cm크기의 테이프의 중앙에 놓고 혈위를 정확히 찾아 붙인다. 매번 3~4개의 혈위에 붙이며 양 귀에 번갈아 붙인다(오른쪽 그림).

2. 매일 매 혈위를 5~8회 누르고 국부에 열이 나고 땡땡하며 통증감이 있게 마사지한다. 2일에 한 번씩 갈아붙이며 10번을 한번의 치료과정으로 한다.

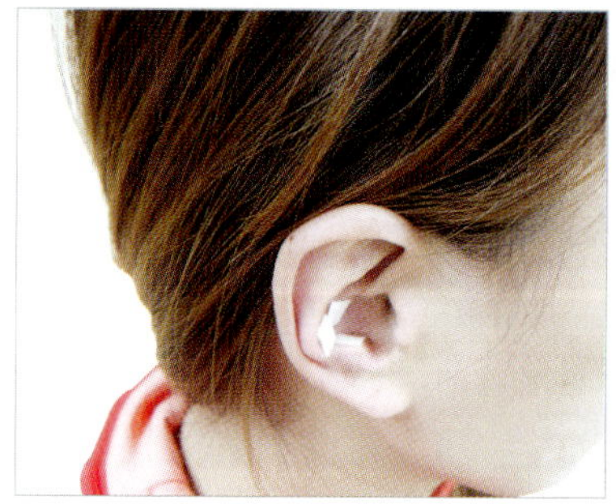

▶**그림** 비장, 폐, 기관지반사구에 붙인다.

- Point 기침을 완화시키는 방법
- 기침을 완화시킨다

호두인 90g, 곶감 30g을 쪄 매일 3회로 나누어 복용한다.
- 폐를 습윤하게 하며 기침을 멎게 한다

신선한 백합 40g, 꿀 15g을 무쳐 찌고 매일 몇 개씩 몇 번에 나누어 씹어 먹는다. 덥고 건조한 기침, 인후가 마르고 아픈 증상 등에 적용된다. 복용기간에 비파, 바나나, 곶감 등 폐를 습윤하게 하고 기침을 멎게 하는 식품을 복용하는 것이 좋으며 매운 음식은 먹지 말아야 한다.

06 만성위염

만성위염은 다양한 원인으로 생겨난 위 점막의 만성염증 질환이다. 흔히 보게 되는 질환으로는 표재성위염과 만성위축성위염이 있다. 만성위염을 초래하는 요인은 매우 많다. 그중 대다수의 만성위염은 자극성음식으로 인한 경우가 많다. 장기간 녹차를 마신다거나 도수가 높은 술을 마신다거나 식사할 때 충분히 씹지 않는 습관도 만성 위염을 일으킨다.

▶ 시진

위반사구에 점모양 혹은 조각모양의 붉고 광택이 나는 증상이 있다.

▶ 촉진 위반사구에 압통이 있다. 촉진시 압통의 정도를 나타내는 방법은 미간을 찌푸린다(+), 눈을 깜빡인다(++), 피한다(+++), 통증을 참지 못한다(++++)가 있다.

▶ 전기측정 위반사구에 양성반응이 있다

▶ 취혈 비장. 위, 신문, 피질하부, 분문, 식도, 소장, 간 등 반사구이다.

▶ 마사지기법

테이프를 2cm×0.5cm의 직사각형과 0.5cm×0.5cm의 정방형으로

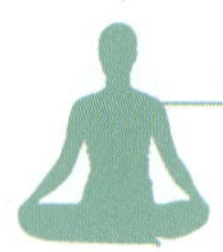

자른다. 큰 테이프에 4개의 녹두나 좁쌀을 붙이고 분문, 식도, 위와 소장 반사구에 붙인다. 작은 테이프에 4알을 붙이고 간, 비장, 신문, 피질하부 반사구에 붙인다. 매일 수시로 국부에 열이 나고 땡땡하며 통증이 느껴질 정도로 누른다. 하루 걸러 10회를 한번의 치료과정으로 한다.

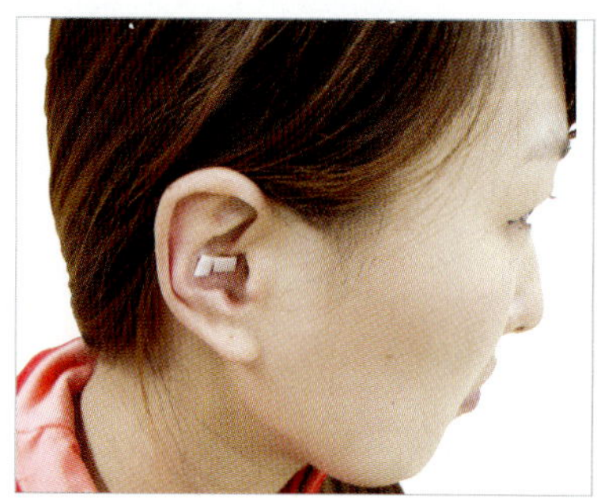

▶그림 비장반사구에 붙인다.

07 소화불량

소화불량은 소화계통의 흔한 질환으로, 일종의 위 연동장애로 인한 질환이다. 소화불량은 위연동이 좋지 않은 경한 위마비증상과 식도역류증상을 포함하며 인체가 영양물질에 대한 흡수를 방해하며 시간이 지남에 따라 면역력이 떨어지고 쉽게 질병에 걸릴 수 있다. 기분이 나쁘거나 긴장한 업무, 날씨가 추워서 감기에 걸리거나 폭음폭식하여도 쉽게 소화불량을 초래하게 된다.

▶ **취혈** 소장, 비장, 위, 십이지장, 피질하부, 분문, 간, 담 등 반사구이다.

▶ **마사지기법**

귓바퀴 국부를 소독하고 무 씨앗 혹은 장구채 씨앗을 0.5cm×0.5cm 크기의 테이프에 놓고 혈위를 찾아서 붙인다. 매번 3~4개의 혈위를 선택하고 양 귀를 번갈아 붙인다. 매일 매개 혈위를 5~8회 누르고 국부가 열이 나고 땡땡하며 통증이 날 정도로 마사지한다. 매번 2일씩 붙이고 다시 갈아 붙인다. 10회를 한번의 치료과정으로 한다.

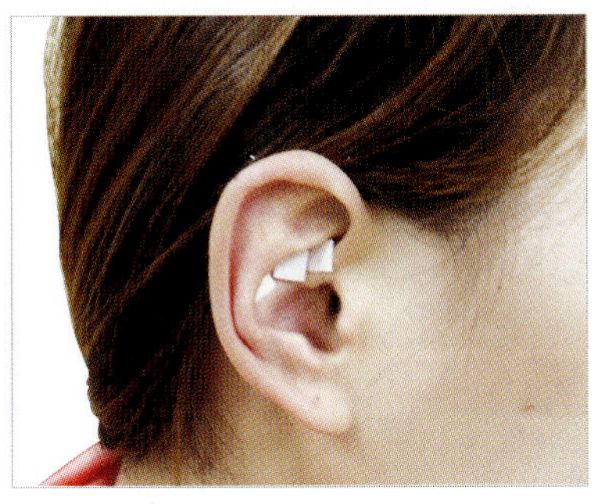

▶**그림** 무 씨앗을 소장, 십이지장, 위반사구에 붙인다.

▶ Point 소화불량을 치료하는 방법

• **산사소식편**: 씨를 제거한 산사, 마를 쪄서 익힌 다음 으깨어 설탕을 적당히 넣고 큰 편으로 만들어 자른다.

• **신곡죽**: 신곡 15g을 가루로 빻아 물에 5~10분 불린다. 물을 끓이고 여과하여 즙을 남긴다. 거기에 멥쌀 100g을 넣고 멀건 죽을 끓인다. 매일 아침저녁으로 2회 복용한다.

08 식욕부진

생활리듬이 빠르고 경쟁이 치열한 현대 사회에서 사람들은 쉽게 불면, 초조 등 긴장 정서가 생긴다. 이런 상태가 자주 생기거나 지속되면 위산의 분비기능실조를 초래하여 식욕이 내려가며 식욕부진 심지어 식욕을 잃게 된다. 불안과 긴장이 오래 지속되면 정신이 피로해지고 체중이 감소하며 기억력이 감퇴되고 질병에 대한 저항능력이 내려가는데 식욕부진이 제일 흔히 보게 되는 질환이다. 식욕부진은 질환의 원인에 따라 치료하는데 비위를 건강하게 하여 소화를 돕는다.

▶ **취혈** 비장, 위, 신문, 피질하부, 내분비, 소장, 간, 담 등 반사구이다.

▶ **마사지기법**

매일 2~4개의 혈위를 선택하여 한 알의 장구채 씨앗이나 무 씨앗, 녹두, 작은 자석구슬 등을 0.5cm×0.5cm의 테이프에 놓고 이혈에 붙인 뒤 시지, 모지로 시큰거리면서도 땡땡하고 저리며 통증이 날 정도로 누른다. 매일 4~6회 누른다. 매일 한쪽 귀에 붙이고 양 귀를 번갈아 붙인다. 매번 2일씩 하루 건너 10회를 한번의 치료과정으로 한다.

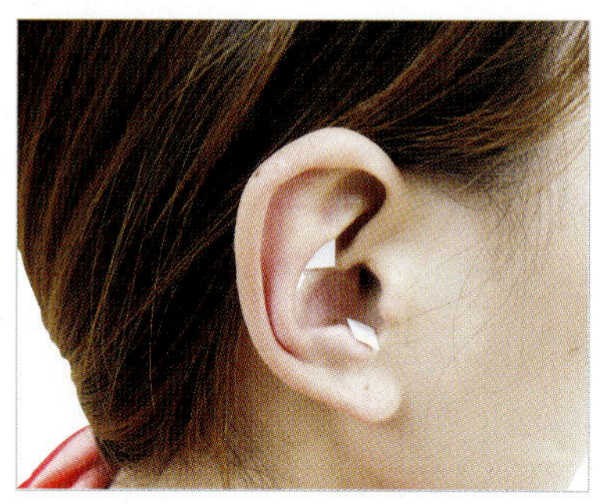

▶그림 내분비, 비장, 소장반사구에 붙인다.

▶ **Point** 식욕부진을 치료하는 방법

• 포도꿀연고: 신선한 포도 500g을 즙을 짜서 약한 불에 연고모양으로 될 때까지 끓인다. 거기에 적당량의 꿀을 넣는다. 매번 한 술 복용하면 갈증을 해소하고 답답함을 해소한다. 식욕부진 등 증상에 쓰인다.

• 배죽: 배 3개를 갈아서 물에 반시간 정도 끓인 뒤 즙을 취하여 쌀과 혼합하여 죽을 끓인다. 뜨거울 때 먹는다.

09 위산과다

위산과다는 위산이 위에서 역으로 올라오는 질환으로이다. 이 질환은 간화가 뭉치고 비장, 위기능이 약해진 탓에 음식을 잘 소화하지 못하는 상태이다. 위산은 소화를 돕지만 위산과다는 도리어 위, 십이지장 심지어 점막을 상하게 하고 근육을 파괴하여 위궤양 혹은 십이지장궤양 과 같은 질환을 초래한다.

▶ **취혈** 분문, 식도, 위, 간, 비장, 췌장, 피질하부, 교감, 입 등 반사구이다.

▶ **마사지기법**

매번 3~4개의 혈위를 선택하여 우선 혈위를 소독하고 0.5cm×0.5cm의 테이프에 장구채 씨앗이나 무 씨앗을 중앙에 붙이고 혈위를 찾아 혈위에 붙인다. 매일 4~6회 누르고 귀가 열이 나고 통증이 날 때까지 누른다. 매번 2~3일간 붙이는데 여름에는 하루로 단축한다.

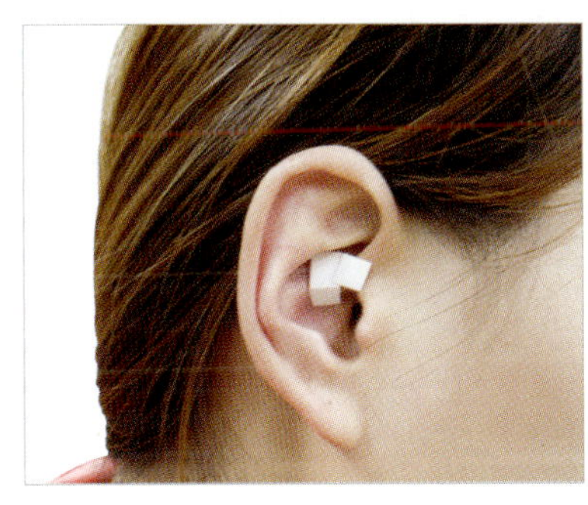

▶**그림** 무 씨앗를 간, 위, 식도반사구에 붙인다.

▶ Point

위산과다 환자는 일상음식 중에서 염기성음식을 많이 먹어야 한다. 예를 들면 소다과자, 빵, 그리고 홍차를 많이 마셔야 한다. 심한 위산과다환자는 생강과 보이차를 함께 끓여 마신다. 당근도 위산과다증을 치료할 수 있다. 당근은 염기성 음식으로써 즙이 많고 맛이 달며 중화작용을 한다. 당근을 먹을 때는 세균방지를 위하여 깨끗이 씻고 표면을 소금으로 닦고 다시 냉수로 깨끗하게 씻은 다음 먹는것이 좋다.

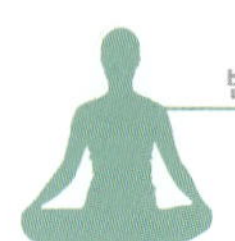

10 만성담낭염

만성담낭염은 담낭 만성염증의 병리적 변화이다. 만성 담낭염은 일부 급성담낭염이 원인이지만 대부분 급성으로 발전하지는 않는다. 약 70%의 환자들은 담낭결석을 동반하고 있는데 담결석의 자극과 장기간의 만성염증으로 반복되면서 여러 차례 급성발작을 일으킨다. 소수의 장기만성담낭염과 합병담도경석환자는 급성췌장염이나 담즙성간경화를 일으키게 된다.

▶ **시진** 담낭반사구가 백색의 조각모양의 융기가 나타나며 변두리가 뚜렷하다.

▶ **촉진** 담낭반사구의 융기가 단단하고 고리모양을 만질 수 있으며 압통이 뚜렷하지 않다.

▶ **전기측정** 약한 양성반응이 나타난다.

▶ **취혈** 간, 담, 췌장, 이첨, 내분비, 피질하부 등의 반사구이다.

▶ **마사지기법**

1. 귀를 깨끗이 소독하고 귓바퀴를 가볍게 문지른다. 시지 지첨으로 간, 담, 췌장반사구를 누른다. 각각 3~5분씩 누르는 동시에 문질러도 된다. 힘은 약하게 시작하여 강하게, 다시 강하게 시작하여 약하게 가하는 방식을 취한다. 힘은 균일하게 유지하면서 마사지해야 하며 천천히 그리고 이완된 상태로 마사지한다.

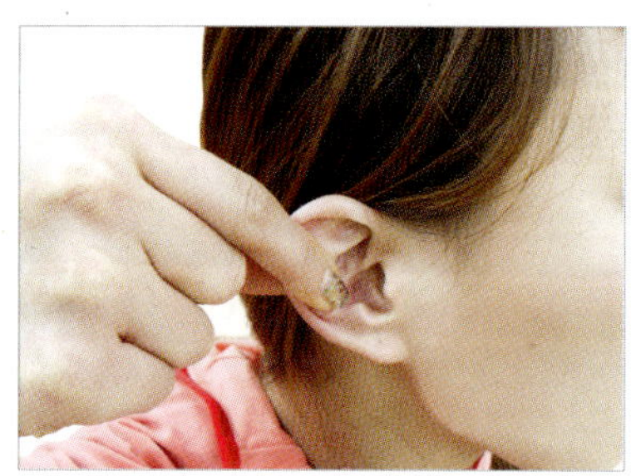

▶**그림** 간반사구를 누르며 문지른다.

2. 췌장, 담낭반사구를 강하게 누르고 빨리 놓아버리는 기법으로 반복 10회 반복하고 환자가 받아낼 수 있을 정도로 양 귀를 번갈아 마사지한다.

3. 이첨, 내분비, 피질하부 반사구를 2~3분간 국부가 붉어질 때까지 누른다.

4. 위에 언급한 혈위를 모지와 시지 지두로 가볍게 반복하여 5~10회 문지른다. 양 귀를 번갈아 진행한다.

11 지방간

지방간은 여러 가지 원인으로 인하여 간 내의 지방 축적이 과다해진 질환이다. 발병 원인의 대부분은 비만, 술, 영양 불균형 등으로 인한 것이다. 주요한 증상은 피곤하고 식욕부진, 배가 붓고 트림을 하며 간반사구가 붓고 피곤하여 맥이 없으며 구역질이 나고 구토하며 체중이 감소되고 간반사구 혹은 오른쪽 윗배가 은근한 통증이 동반된다.

▶ **취혈** 신장, 위, 폐, 간, 비장, 내분비 등 반사구이다.

▶ **마사지기법**

1. 귀를 깨끗이 씻고 다시 귓바퀴를 가볍게 위로부터 아래로 5~6회 국부가 붉어질 때까지 문지른다.

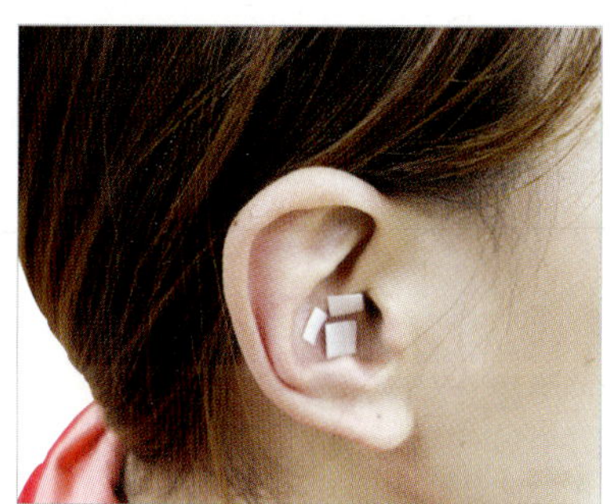

▶그림 신장, 위, 폐반사구에 붙이고 누른다.

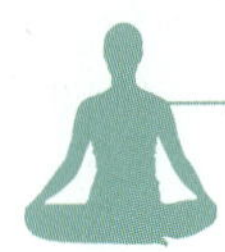

2. 신장, 위, 비장, 폐, 간반사구를 각각 10회씩 참을 수 있을 정도로 누른다. 양 귀를 번갈아 마사지한다. 무 씨앗 등을 붙여서 마사지하면 효과가 더욱 좋다.

3. 교감부위를 1~2분간 당기며 주무른다. 참을 수 있는 한도 안에서 점차 힘을 더 가하며 반복하여 3~6회 마사지한다. 내분비반사구를 귀에 열이 나는 감이 날 때까지 10회를 반복하여 누른다.

4. 반복하여 상술한 각 반사구를 가볍게 3~6회 문지른다. 힘은 가벼운 데로부터 강한 데로 양 귀를 번갈아 마사지한다.

▶ Point 지방간의 식이요법

간질환에 유익한 여러 가지 비타민과 광물질을 보충한다. 특히 엽산, 담염, 비타민E, 비타민C, 비타민B12, 칼륨, 아연, 마그네슘 등 음식은 정상적인 대사를 촉진시키고 영양 불균형을 방지하도록 해준다. 주식은 잡곡을 함께 먹으며 채소, 과일, 조류식물을 많이 섭취해야 한다.

12 만성설사

만성설사는 소화기계통 질환 중 흔히 보게 되는 질환이다. 질환이 2개월 이상의 설사 혹은 2~4주 내에 재발하는 설사를 만성설사라고 한다.

만성설사의 주요증상은 배변횟수가 평일보다 높으며 변이 무르고 매일 배변량이 200g을 초과하며 또 소화되지 않은 음식과 진한 피가 함유 경우가 많다.

만성설사를 일으키는 원인에는 주로 장내의 삼투압이 혈장삼투압을 초과하면서 흡수기능장애가 생긴 경우, 장분비가 증가되거나 장기능실조 혹은 연동항진 등이 있다.

▶ **취혈** 직장, 비장, 위, 간, 췌장, 십이지장, 소장, 상행결장, 횡행결장, 하행결장, S결장, 신문 등 반사구이다.

▶ **마사지기법**

1. 귀를 깨끗이 씻고 귓바퀴를 가볍게 위로부터 아래로 5~6회 문지른다.

2. 머리핀으로 소장, 직장반사구를 반복하여 참을 수 있을 정도의 압으로 양 귀를 번갈아 10회 누른다.

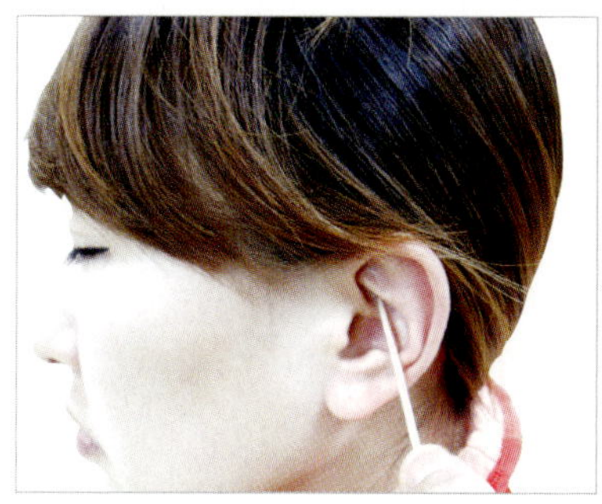

▶ 그림 머리핀으로 소장반사구를 누른다.

3. 시지 지첨이나 머리핀 뒷부분으로 위, 비장, 간, 췌장, 십이지장, 상행결장, 횡행혈장, 하행결장, S결장 반사구를 2~3분간 누른다.

4. 머리핀 뒷부분으로 신문반사구를 1~2분간 천천히 힘을 가하며 국부피부가 붉어질 때까지 누른다.

5. 모지와 시지 지두로 반복하여 상술한 반사구를 3~6회 가볍게 문지른다. 마사지 힘은 약하게 시작하여 강하게, 다시 강하게 시작하여 약하게 균일하게 삼투력이 있게 양 귀를 번갈아 마사지한다.

13 변비

변비는 대변이 건조하고 배변이 어렵거나 배변간격이 길며 배변하려는 생각은 있으나 배변이 잘 안되는 경우이다. 또한 변비는 자주 수일씩 걸리고 심지어 설사약과 관장으로 배변하는 증상을 보인다. 장기간의 변비는 홍문 파열이나 치질, 탈항과 같은 증상을 동반한다.

▶ **시진** 대장반사구가 조각모양 혹은 고리모양의 융기가 있으며 겨껍질 모양의 탈피를 볼 수 있다.

▶ **촉진** 대장반사구에 조각모양 혹은 고리모양의 융기가 단단하며 고리 모양도 만질 수가 있다.

▶ **전기측정** 대장반사구에 양성반응이 있다.

▶ **취혈** 폐, 대장, 직장, 위, 비장, 소장, 십이지장, 항문, 간, 심장, 신장 등 반사구.

▶ **마사지기법**

1. 귀를 소독하고 3~4개의 혈위를 선택해 0.5cm×0.5cm의 접착테이프에 장구채 씨앗나 무 씨앗을 놓고 혈위에 대고 붙인다. 양 귀에 번갈아 붙인다. 매일 해당 혈위를 귀가 시큰시큰해 하고 열이 나며 통증이 있는 정도로 5~8회 누른다. 2일간 붙여 둘 수 있다. 다시 치료할 때 무 씨앗를 갈아 실시한다. 기타 혈위에도 같은 방법으로 붙인다.

2. 대장, 위, 비장, 소장, 항문 등 반사구를 국부가 땡땡하고 시큰시큰할 정도로 누른다.

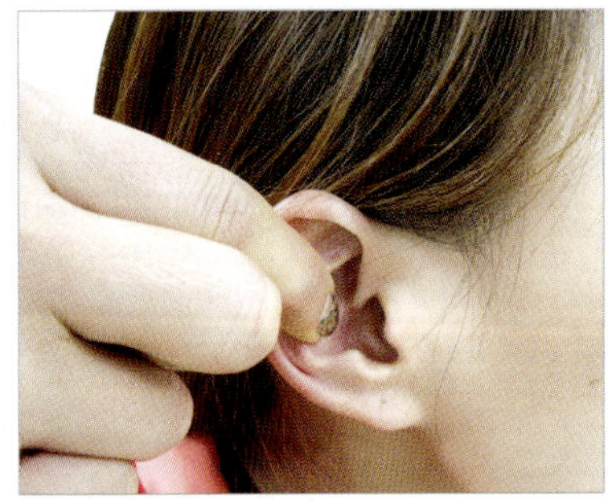

▶그림 위반사구를 누른다.

14 위연동부족

　"위연동"이라는 것은 위의 배출기능을 가리킨다. 위에 문제가 생기면 인체의 소화기능에 영향을 준다. 주요한 증상은 복부팽창, 구취, 구토, 변비 등이다. 위연동이 부족한 환자는 다수가 음식이 위에 머물러 있으며 소화가 되지 않아서 위의 기능이 정체된다. 장기간 위연동이 부족하면 여러 가지 위장질환을 초래하게 된다.

▶ **취혈** 소장, 비장, 위, 신장, 심장, 십이지장, 피질하부, 분문, 간, 담 등 반사구.

▶ **마사지기법**

　귓바퀴의 국부를 소독하고 3~4개의 혈위를 선택하여 무 씨앗이나 장구채 씨앗 한 알을 0.5cm×0.5cm의 테이프 가운데 놓고 혈위를 찾아 붙인다. 양 귀를 번갈아 진행하다. 매일 매개 혈위를 5~8번 눌러 국부가 열이 나고 땡땡한 감이 나게 한다. 매번 2일간 붙이고 2일에 한번씩 10회를 한번의 치료과정으로 한다. 증상이 심한 사람은 매일 점차적으로 마사지 횟수를 늘려야 한다.

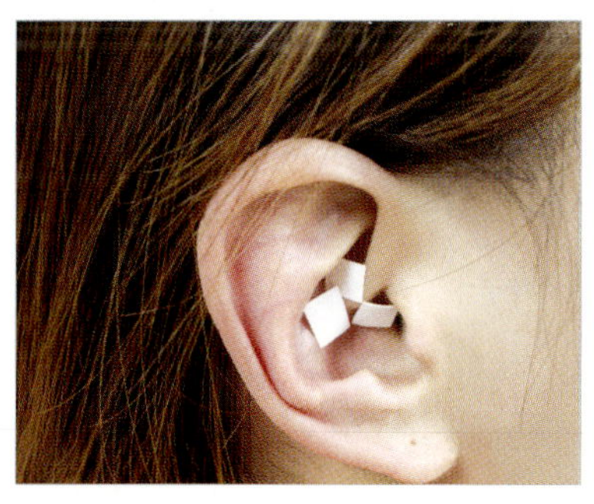

▶**그림** 위, 신장, 분문반사구에 붙인다.

▶ Point 위연동을 강화하는 방법
- 위연동을 강화하려면 평소의 음식을 여러 차례 먹으며 매끼의 분량

을 줄이고 특히 아침끼니를 거르지 말아야 한다.

• 기름진 음식을 적게 먹고 담배, 술, 고추 등 자극성 있는 것을 피해야 한다.

• 식사 후 바로 눕지말고 자기 전에 음식을 먹지 말아야 한다.

15 신경성두통

신경성두통은 대부분 정신이 긴장한 상화(火上)로 인해 생긴 질환이다. 신경성두통은 흥분, 화를 내거나 불면, 초조, 우울 등 요소는 신경성 두통을 가중시킨다.

신경성두통의 주요증상은 지속적으로 두부가 답답하고 통증, 압박감, 우울감이 있다. 어떤 환자는 머리를 감아서 조이는 듯한 감이 있다고 한다. 환자의 다수가 머리가 어지러우며 초조해하고 불안해하며 쉽게 화를 낸다. 그리고 심장이 뛰고 호흡이 가빠지며 공포를 느끼고 이명이 있으며 불면증과 꿈이 많은 등 증상이 있다.

▶ **취혈** 뇌, 관자놀이, 이마, 침골, 부신, 편도선, 내분비, 간, 신문 등 반사구.

▶ **마사지기법**

1. 매번 2~4개의 혈위를 취하여 장구채 씨앗이나 무 씨앗 한 알을 붙인 테이프를 붙이고 시지와 모지로 시큰시큰해지고 저리고 통증이 있을 정도로 매일 4~6회 주무른다.

2. 매번 한쪽 귀에 붙이고 양 귀를 번갈아 붙인다. 매번 2일씩 붙여두며 여름에는 하루에 한 번씩 갈아붙인다. 10회를 한번의 치료과정으로 한다.

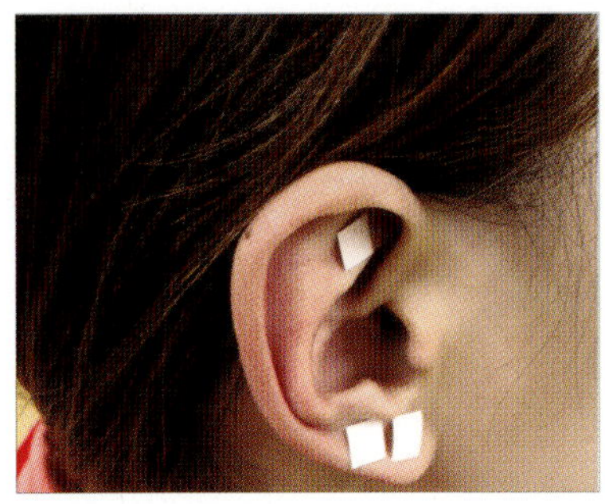

▶**그림** 신문, 침골, 관자놀이반사구에 붙인
다.

▶ **Point** 신경성두통을 완화시키는 방법

아침이나 저녁에 자기 전에 따뜻한 물에 목욕을 하고 신선한 공기를
마시며 산책을 하거나 달리기를 한 다음, 경부와 등에 따뜻한 수건으
로 찜질을 하고 두피와 경부 근육을 가볍고 부드럽게 마사지한다. 또
손가락으로 혈위를 자극한다. 이런 방법은 국부의 근육 경련을 경감시
켜 두통의 발생비율을 감소시킨다.

16 좌골신경통

좌골신경통은 좌골신경이 분포된 구역을 따라 엉덩이, 대퇴후면, 소퇴
뒷면외측, 발등외측을 위주로 한 방사성 통증이다.

좌골신경통은 중장년 남자들에게서 흔히 생기는데 한쪽만 생기는 경
우가 비교적 많다. 환자는 우선 등 아래쪽이 시큰시큰해지고 통증이 있
으며 허리가 뻣뻣한 증상이 있다. 발병 전 길을 걷거나 운동할 때 통증
이 잠깐 있으며 점차 통증이 심해지다가 강렬해진다. 통증은 일반적으
로 허리, 엉덩이, 관골로부터 시작하여 아래로 대퇴뒷쪽, 오금, 소퇴외
측과 발등으로 확산되며 타는 듯한 혹은 침으로 찌르는 듯한 통증이 동
반되며 밤에는 심해진다.

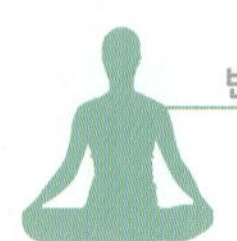

▶ **전기측정** 엉덩이혈, 관골혈, 좌골혈, 슬관절혈, 종아리근육점, 발목혈, 발뒤꿈치혈, 발가락혈에 모두 양성반응이 나타난다.

▶ **취혈** 심장, 피질하부, 신문, 엉덩이, 하복부, 가슴, 부신 등 반사구.

▶ **마사지기법**

1. 귀를 깨끗이 씻은 뒤 귓바퀴를 가볍게 주무른다. 아래로부터 위로 3~6회 실시한다.

2. 엉덩이, 하지, 심장, 피질하부반사구를 반복하여 10회씩 양 귀를 번갈아 마사지한다.

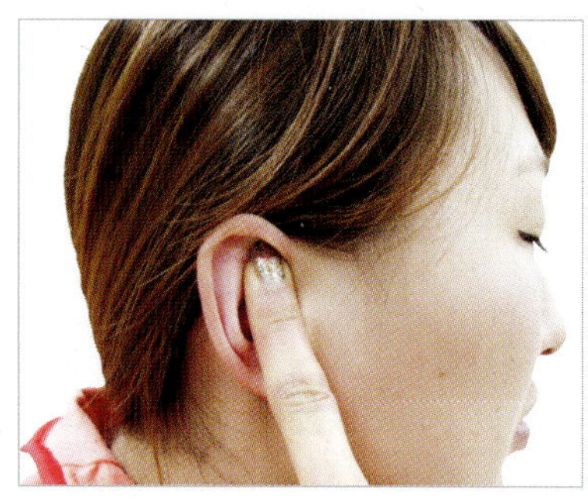

▶그림 시지로 엉덩이반사구를 마사지한다.

3. 가슴, 부신반사구를 위로 힘있게 당기고 바깥쪽으로 가볍게 당기는 기법으로 2~3분 마사지한다.

4. 신문반사구를 2~3분 동안 국부의 피부가 붉어질 때까지 누른다.

5. 모지와 시지의 지두로 반복하여 상술한 반사구를 5~10회 가볍게 문지른다. 마사지 힘은 약하게 시작하여 강하게, 다시 강하게 시작하여 약하게 실시하고 기법은 균일하게, 부드럽게, 삼투력 있게 양 귀를 번갈아 마사지한다.

17 불면

   불면은 여러 가지 원인으로 인하여 자주 정상적으로 잠들지 못하거나 수면의 질이 떨어지는 질환이다. 불면의 증상은 여러 가지인데, 생각이 복잡하여 쉽게 잠들지 못하거나 수면이 깊지 못하여 깨어난 후에 피로를 느끼고 자주 깨며, 깨어난 뒤 다시 잠들기 어려우며 심지어 잠들지 못하고 온밤을 지새는 등의 증상들이 있다.

▶ **취혈** 신문, 심장, 신장, 간, 비장, 위, 내분비 등 반사구.

▶ **마사지기법**

   1. 귀를 깨끗이 씻고 귓바퀴를 가볍게 문지른다. 시지와 모지 지두로 반복하여 5~10회 마찰한다.

   2. 시지 지첨 혹은 끝이 뾰족한 기구로 신문, 심장, 간, 신장반사구를 각각 2~3분씩 누른다. 양 귀를 번갈아 마사지한다.

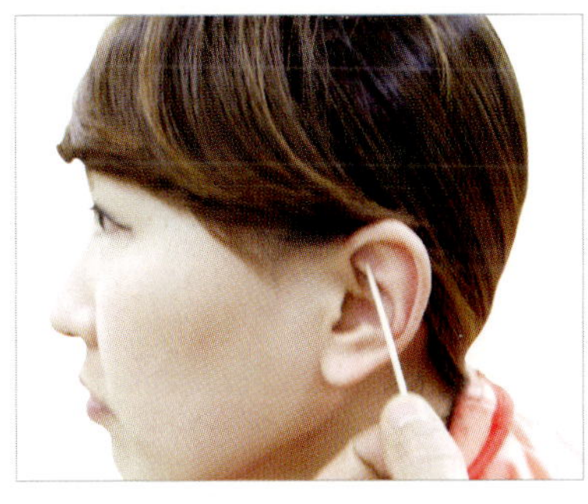

▶**그림** 신문혈을 누른다.

   3. 비장, 위, 내분비반사구를 각각 1분씩 참을 수 있을 정도의 압으로 누른다. 양 귀를 번갈아 마사지한다.

   4. 매 혈위를 시지와 모지 지두로 반복하여 적당한 힘으로 3번 반복하여 마찰한다.

▶ Point 양호한 수면환경을 만든다

남방의 침대나 북방의 온돌을 막론하고 모두 남북방향으로 배치되어야 한다. 잠잘 때 머리는 북쪽으로 발은 남쪽을 향하여 신체가 자기의 영향을 받지 않도록 하여야 한다. 잠잘 때 바닥이 너무 딱딱하면 자극으로 인하여 자주 몸을 뒤척여야 하기에 깊은 잠을 잘 수가 없다. 이렇게 자고 난 뒤에는 온몸이 시큰시큰하고 굳어 침구의 경도는 적당해야 한다. 베개의 높이는 일반적으로 어깨만큼(약 10cm)의 높이면 적당하다.

18 편마비

편마비는 또 반신불수라고도 하는데 한쪽의 상하지, 얼굴근육, 혀의 아래부위의 운동장애를 가리킨다. 반신불수는 급성뇌혈관질환에서 흔히 보게 되는 증상이다. 편마비환자는 일반적으로 지체가 붓거나 견주염 그리고 영양대사장애를 동반하기에 제때에 치료를 받지 못하면 상황은 더욱 악화될 수 있다.

증상이 경한 편마비환자는 활동은 가능하지만 걸을 때 팔은 굽히고 다리는 곧게 펴고 한쪽 지체의 활동이 어렵다. 엄중한 환자는 침대에서 일어나지 못하며 생활기능을 상실한다.

▶ **취혈** 비장, 신문, 내분비, 피질하부, 신장, 위, 슬관절, 발목관절, 팔꿈치 등 반사구.

▶ **마사지기법**

1. 귀를 깨끗이 씻고 가볍게 귓바퀴를 아래로부터 위로 약 5회 문지른다.

2. 비장, 신문, 내분비, 피질하부반사구를 적당히 강도를 가하여 3~5분간 느리게 천천히 마사지한다.

3. 슬관절, 발목관절, 팔꿈치관절반사구를 5~8분간 누른다. 힘은 참

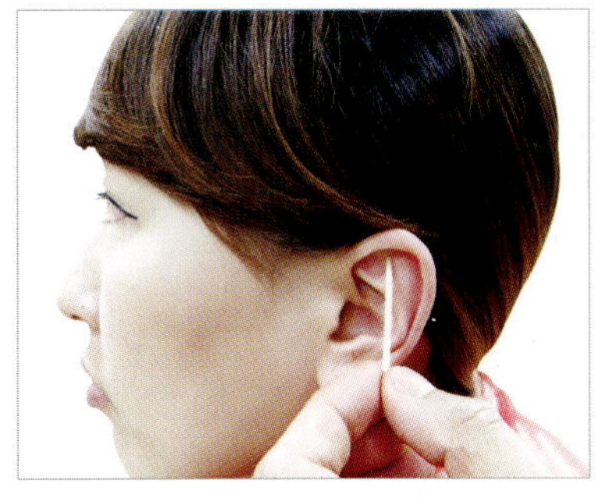

▶**그림** 슬관절반사구를 누른다.

을 수 있을 정도로 하고 양 귀를 번갈아 마사지한다.

4. 내분비, 피질하부, 신장, 위반사구를 모두 약 2~3분간 피부가 빨갛게 되고 열이 나며 땡땡한 감이 날 때까지 누른다.

5. 앞서 언급한 반사구를 가볍게 각각 2~5회 문지른다. 힘은 약하게 시작하여 강하게, 다시 강하게 시작하여 약하게 부드럽게 힘을 준다. 기법은 균일하게, 부드럽게, 삼투력있게 시술하며 양 귀를 번갈아 마사지한다.

19 안면신경마비

안면신경마비는 흔히 보게 되는 질환으로 주위성 안면신경마비가 비교적 많은 편이다. 조사에 의하면 심리요소는 안면신경마비를 일으키는 요소 중의 하나로 적지 않은 환자들이 발병 전에 신체는 피로하거나 정신은 긴장하며 수면이 부족하고 몸이 불편한 등의 상황을 경험한다.

이 질환은 급성이며 뚜렷한 원인이 없이 아침에 일어났을 때 입이 비뚤어진 것을 발견할 수 있다. 한쪽 얼굴이 먹먹하고 저리며 마비되어 미간을 찌푸리지 못하고 헛김이 나며 눈을 감기 어렵고 이마주름이 없어지는 등 증상이 있다.

▶ **취혈** 얼굴, 피질하부, 입, 눈, 내분비, 이마, 신문 등 반사구.

▶ 마사지기법

1. 귀를 깨끗이 씻고 귓바퀴를 아래로부터 위로 5~6회 피부가 빨갛게 될 때까지 가볍게 문지른다.

2. 얼굴, 피질하부반사구를 주무르는 기법으로 반복하여 10회 실시한다. 환자가 견딜 수 있는 정도의 압으로 양 귀를 번갈아 마사지한다.

3. 입, 눈, 이마반사구를 각각 2분씩 적당한 힘으로 누른다.

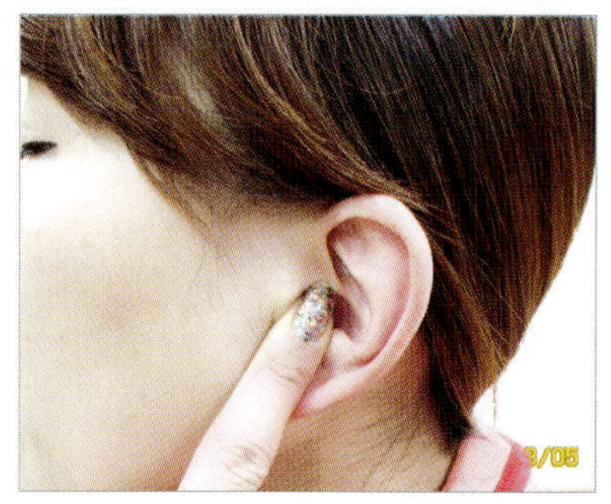

▶ **그림** 입반사구를 누른다.

4. 신문, 내분비반사구를 각각 2분씩 당긴다. 힘은 적당하게 환자가 견딜 수 있는 정도 내에서 점차 가하며 피부가 빨갛게 될 때까지 마사지한다.

5. 앞에서 말한 반사구를 각각 5~6회 가볍게 문지른다. 지속하여 3~5분간 마사지한다. 힘은 약하게 시작하여 강하게, 다시 강하게 시작하여 약하게 느리게 끝마친다.

20 위장노이로제(신경기능장애)

노이로제는 대뇌피층기능의 저하로 인해 생겨난 위장 기능장애를 가리키는데, 주요한 증상으로는 위장 기능장애와 위장 운동장애가 있다.

이 질환의 환자는 기질성병변은 없다.

이 병의 주요 증상은 구토, 메스껍고 식욕이 없으며 속이 느긋하여 트림을 하는 것이다. 또한 식후 배가 붓고 상복부가 불편하거나 통증이 있으며 복통으로 불편하고 장에서 소리가 나며 설사 혹은 변비가 있다. 흔히 불면, 초조, 정신이 해이해지며 두통 등을 동반한다.

위장신경기능장애를 유발하는 요인으로는 정서적 긴장과 우울증인 경우가 많다. 그리고 이 질환은 청장년에게서 많이 발생하며 남자보다 여자에게서 많다.

▶ **취혈** 직장, 대장, 소장, 비장, 위, 간, 췌장, 담낭, 신문 등 반사구.

▶ **마사지기법**

1. 귀를 깨끗이 씻고 귓바퀴를 아래로부터 위로 가볍게 5~6회 피부가 빨갛게 될 때까지 문지른다.

2. 대장, 직장반사구를 누르는 기법으로 반복하여 10회 환자가 견딜 수 있는 정도로 양 귀를 번갈아 마사지한다.

3. 비장, 위, 소장, 간, 췌장, 담낭 등 반사구를 각각 2분씩 손을 피부에서 떼지 말고 국부가 가벼운 창만통증을 느끼게 하는 것이 적당하다.

4. 신문혈을 2분간 적당한 힘으로 당긴다. 견딜 수 있는 범위 내에서 점차 힘을 가하며 국부의 피부가 빨갛게 될 때까지가 적당하다.

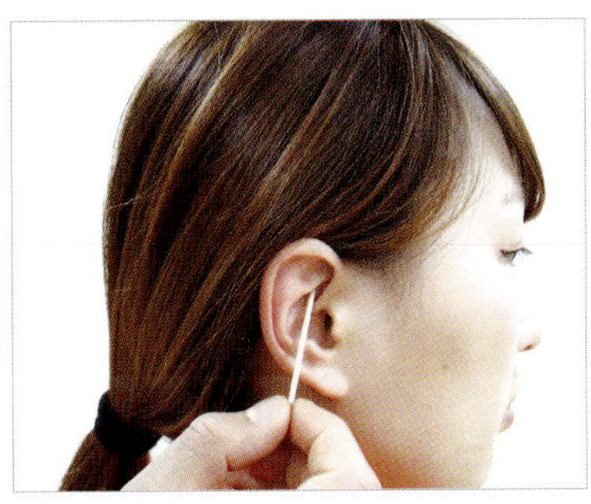

▶그림 췌장, 담낭반사구를 누른다.

5. 이첨부위를 적당한 힘으로 누른다. 국부가 열이 나고 창만감이 들 때까지가 적당하다. 마사지의 힘은 가벼운 데로부터 강한 데로, 다시 강한 데로부터 가벼운 데로 균일하고 리드미컬하게 운용한다. 양 귀를 번갈아 마사지한다.

21 신경쇠약

신경쇠약은 장기적인 정신요소로 인한 뇌기능이 과도한 긴장으로 인해 정신적 활동기능이 약해지는 증상이다. 신경쇠약환자에게는 지속적인 긴장 혹은 심리의 모순이 존재한다. 이런 긴장과 모순을 견딜 수 없을 때 신경쇠약이 생긴다.

신경쇠약의 주요한 증상은 쉽게 흥분하거나 피로하며 흔히 여러 가지 불편과 수면장애를 동반하지만 기질성병변은 없다.

▶ **시진** 신경쇠약반사구에 불규칙적인 융기가 있다.

▶ **촉진** 신경쇠약반사구에 조각모양의 연골이 두꺼워진 것을 감지할 수 있다.

▶ **전기측정** 신경쇠약반사구, 심장반사구, 신경계통 피질하부반사구가 모두 양성반응을 보인다. 신경쇠약반사구가 양성반응을 보이면 수면이 가볍고 쉽게 깨며 깬 뒤 다시 잠들기 어렵다는 것을 제시한다.

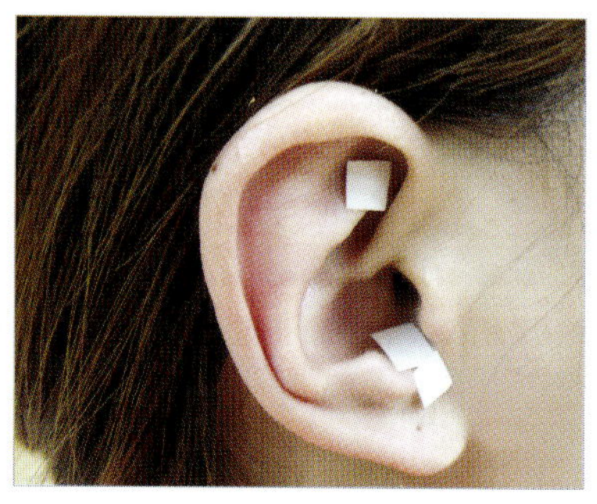

▶**그림** 심장, 신문, 내분비반사구에 붙인다.

▶ **취혈** 심장, 신문, 내분비, 비장, 위, 간, 담낭 등 반사구.

▶ **마사지기법**

1. 매번 2~4개의 혈위를 취하며 장구채 씨앗이나 무 씨앗 한 알을 0.5cm×0.5cm의 정방형테이프에 놓고 혈위를 찾아서 붙인다. 시지와 모지로 시큰시큰해 하며 저리고 통증이 있을 정도로 누르며 주무른다. 매일 4~6회 마사지한다.

2. 매번 한쪽 귀에 붙이고 양 귀를 번갈아 붙인다. 매번 2일간 붙이고 교체한다. 10회를 한번의 치료과정으로 한다.

22 현기증

현기증은 자신이나 외계의 사물에 대한 운동성 환각이 일어나는 상태이다. 이 경우 자신의 평형감각과 공간 위치를 감지하는 것이 착오를 일으킨다. 현기증은 흔히 간경화, 뇌혈전 등 심혈관질환의 증상의 징조로써 일단 발생하면 주의를 기울여야 한다.

주요 증상은 환자가 눈을 뜰 때 주위의 사물이 회전하는 감이 있으며 눈을 감으면 자신이 회전하는 듯한 감이 있으며 귀가 멀고, 귀에서 소리가 난다. 또한 메스껍고 토하며 얼굴색이 창백하며 안구가 흔들리는 증상을 동반한다.

▶ **취혈** 심장, 뇌, 내분비, 신장, 신문, 교감신경 등 반사구.

▶ **마사지기법**

1. 매번 2~3개의 혈위를 선택하여 육신환이나 장구채 씨앗을 0.5cm×0.5cm의 테이프에 놓고 혈위를 찾아 붙인다.

2. 모지와 시지를 마주하여 붙인 혈위를 누른다. 매일 6~8회 누른다. 기법은 약하게 시작하여 강하게 열이 나고 팽창하는 듯한 통증을 느낄 정도가 적당하다. 2일에 한 번씩 갈아주며 양 귀를 번갈아 실시한

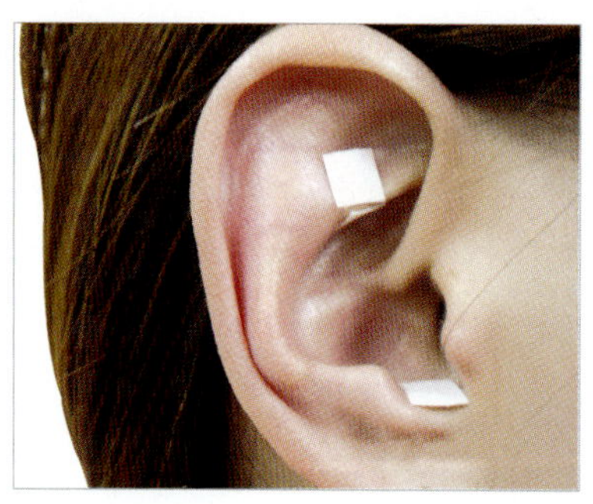

▶**그림** 신문, 심장, 신장반사구에 붙인다.

다. 여름이나 피부가 민감한 사람은 붙이고 있는 시간을 단축하는 것
이 바람직하다. 현기증이 비교적 심한 사람은 누르며 문지르는 횟수
를 늘릴 수 있다.

▶ **Point** 현기증 진단은 즉시 의사한테 의뢰해야 한다

현기증의 원인은 다양하므로, 반드시 의사한테 병력과 발작과정에 대
하여 상세하게 설명해야 하며 일련의 검사를 받아 현기증을 일으키는
원인을 밝혀야 한다. 원인을 찾아내기 전까지 마음대로 약을 사서 복
용하면 치료시기를 놓칠 수 있다.

23 이명

이명은 주요하게 신장과 비장이 허약하고 음양실조, 음식으로 인한 손
상 등 요소로 인한 질환이다. 이명은 귀질환의 한 가지 증상으로 귀가
머는 징조이기도 하다. 때문에 이명이 생기면 바로 병원에 가서 진단을
받고 치료받아야 한다.

▶ **시진** 내이혈이 점모양, 조각모양, 선모양의 빨간색 혹은 암자색, 갈색
이며 피부가 주름이 있고 패인 곳이 있다.

▶ **촉진** 내이혈에 패인 곳이 있다.

▶ **전기측정** 내이혈에 양성반응이 있다.

▶ **취혈** 예풍, 청궁, 청회, 이문 등 혈위.

▶ **마사지기법**

1. 양 시지로 양측의 예풍, 청궁, 청회, 이문 등 혈을 시계바늘이 도는 방향과 반대 방향으로 각각 20바퀴씩 누르며 문지른다.

2. 양 모지의 지두를 귀 뒷면에 붙이고 양 중지 지두를 이병 앞에 붙이고 양손을 동시에 힘을 가하면서 아래위로 왕복으로 마찰한다. 반복하여 왕복으로 10회 실시한다.

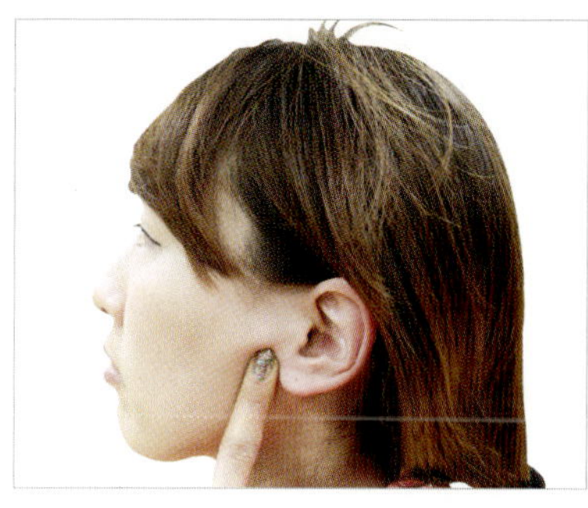

▶그림 청궁혈을 누르며 문지른다.

3. 양손의 열손가락을 동물의 발모양으로 굽히고 앞이마로부터 뒤의 침골까지 빗어준다. 침골 아래로부터 다섯손가락을 붙이고 양손의 손바닥을 귀에 대고 손바닥으로 귀를 반복하여 20회 마사지한다.

4. 양손의 시지를 각각 양 귀에 밀어 넣고 몇 바퀴 돌리다가 갑자기 뽑아내면서 숨을 내쉰다. 반복하여 20회 실시한다.

5. 양손의 손바닥으로 귀를 막고 양손의 시지를 붙여 침골하부를 누른다. 들이마시며 양손바닥을 갑자기 떼면서 숨을 내쉰다. 양손바닥으로 다시 귀를 막고 들이마시고 내쉬는 것을 반복하여 20회 실시한다.

24 눈이 뻑뻑한 증상

눈이 뻑뻑한 증상은 두 눈이 건조하고 진액이 부족하며 뻑뻑하고 불편하며 쉽게 피로를 느끼는 상태를 가리킨다. 이 증상이 오랫동안 지속되면 견디기 어렵고 결막염으로 전이되어 시력에 영향을 줄 수도 있다. 눈을 많이 사용하는 학생, 학자와 노인들은 흔히 눈이 뻑뻑한 증상이 있다. 일반적으로 눈이 뻑뻑한 것은 눈을 과도하게 사용하고 장시간 텔레비전을 보거나 컴퓨터를 사용하는 등 복사가 있는 물체와 관련이 있다. 그밖에 장기적인 영양불량, 편식으로 비타민A, 비타민D, 비타민B2등 여러 가지 영양물질이 부족하기 때문에 발생하기도 한다.

▶ **취혈** 눈, 심장, 신문, 간, 내분비, 비장, 위, 간, 담낭 등 반사구.

▶ **마사지기법**

매번 2~4개의 혈위를 취하여 장구채 씨앗이나 무 씨앗 한 알을 0.5cm×0.5cm 되는 테이프에 놓고 혈위를 찾아 붙인다. 시지와 모지로 시큰시큰하고 저리며 팽창하면서 아픈 감이 있을 정도로 매일 4~6회 주무르며 누른다. 매번 한쪽 귀에 붙이고 양 귀를 번갈아 붙인다. 매번 2일씩 붙이고 10회를 한번의 치료과정으로 한다.

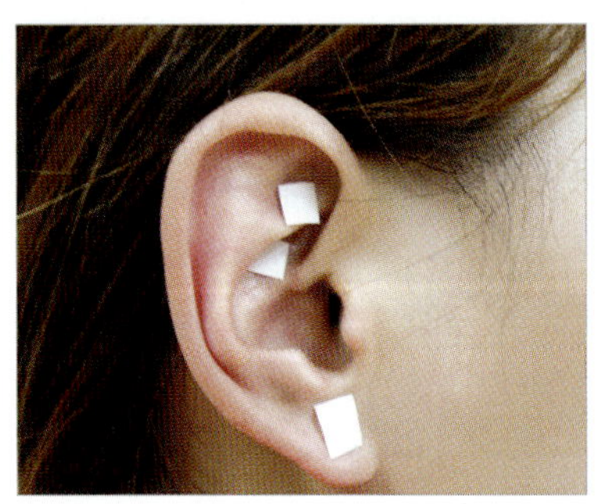

▶**그림** 간, 눈, 신문반사구에 붙인다.

▶ **힌트** 비타민을 보충하여 눈의 뻑뻑함을 예방한다

눈을 보호하려면 비타민A를 보충한다. 비타민A는 눈의 **뻑뻑함**을 예방하거나 야맹증을 예방하는데 효과적이다. 당근과 녹황색 채소와 빨간 대추에 많이 함유되어 있다. 또 비타민B군은 시각신경의 영양의 주요한 요소의 하나이다. 비타민B군이 부족하면 눈은 쉽게 피로해지며 각막염을 일으킬 수도 있다.

25 관절염

관절염은 흔히 보는 만성질환이다. 관절염은 염증, 감염, 외상 혹은 기타 요소로 인한 관절의 염증성 병변이다. 많은 요소들이 관절염을 일으킬 수 있다. 예를 들면 운동시간이 너무 길어 관절이 과도하게 피로하거나 음식문제로 인한 산성체질, 칼슘의 대량 유실 등이 원인으로 지목되기도 한다. 관절염은 흔히 병리성골절, 지체성장장애, 지체기형 등 합병증을 동반한다.

▶ **취혈** 슬관절, 발목관절, 팔꿈치관절, 손목관절, 손가락관절, 신장, 비장 등 반사구.

▶ **마사지기법**

1. 귀를 깨끗이 씻고 위로부터 아래로 귓바퀴를 5~6회 피부가 열이 나고 팽창하면서 아플 정도로 가볍게 문지른다.

2. 볼펜으로 슬관절, 발목관절, 팔꿈치관절, 손목관절, 손가락관절, 신장, 비장반사구를 반복하여 5분간 점차적으로 힘을 가해가면서 국부가 팽창하고 열이 날 정도로 양 귀를 번갈아 누른다.

3. 상응한 관절반사구를 2~3분간 적당한 힘으로 혈위 부위의 피부가 빨갛게 될 정도로 주무른다. 힘은 약하게 시작하여 강하게, 다시 강하게 시작하여 약하게 양 귀를 번갈아 마사지한다.

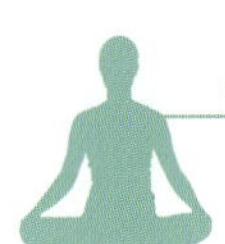

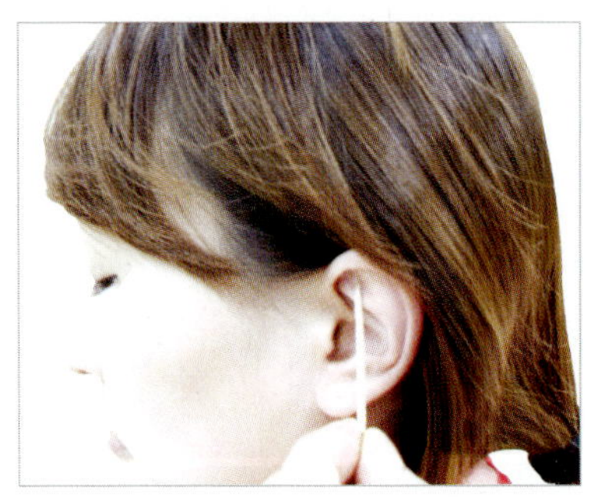

▶그림 슬관절반사구를 누른다.

▶ 힌트 관절염을 치료하는 방법

호골목과주: 천궁, 당귀 각각 30g, 천단, 천마, 홍화 각각 30g, 옥죽 60g, 상지 12g을 10리터의 소주에 불려 7일 후부터 마신다.

26 요근손상

요근손상은 흔히 보게 되는 질환이다. 요근손상이 온 사람은 허리의 외형과 활동에 이상한 점이 없다. 또 뚜렷한 요근경련도 없다. 소수의 환자들이 허리운동에 약간 제한을 받을 뿐이다. 주요한 증상은 허리가 시큰시큰하고 땡땡하며 부분적으로 찌르는 듯한 통증이 있거나 타는 듯한 아픔이 나타난다. 피로할 때 휴식시간을 늘리면 증상은 경감되며 적당한 운동과 자주 체위를 바꾸는 것도 증상을 경감시킬 수 있다.

▶ 취혈 신문, 요추, 선추, 피질하부, 신장, 방광 등 반사구.

▶ 마사지기법

1. 귀를 깨끗이 씻고 혈위를 찾아 점차 힘을 가하면서 앞에서 말한 혈위를 열이 날 때까지 누른다. 허리까지 방사되면 더욱 좋다.

2. 시지 지두로 상술한 혈위를 각각 2분씩 국부가 시큰시큰하고 땡땡할 정도로 마사지한다.

3. 요추, 선추, 신문, 피질하부 반사구를 지속적으로 약 2분간 참을 수 있을 정도로 양 귀를 번갈아 주무른다.

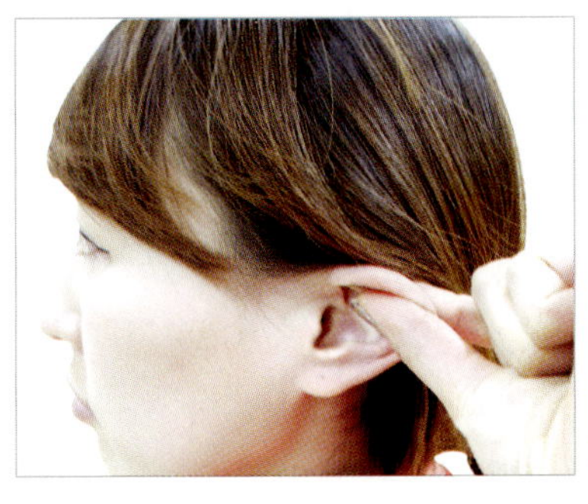

▶**그림** 요추, 선추반사구를 주무른다.

4. 적당한 힘으로 신장, 방광반사구를 각각 2분씩 국부의 피부가 빨갛
게 될 때까지 누른다.

▶ **Point** 운동으로 요근손상을 예방한다

요근손상으로 인한 요통은 예방할 수 있다. 운동을 지속해야 한다. 특
히 항상 앉아서 일을 하는 사람은 의식적으로 요근단련을 강화하여야
한다. 허리를 굽혀 부담을 가중시키는 것을 피해야 한다. 무거운 물건
을 들 때에는 신체를 가급적이면 물체에 접근시키고 무리를 하지 말아
야 한다. 잘 때는 척추의 만곡을 유지해야 하며 습하거나 바람을 맞는
것을 피해야 한다.

27 하지정맥류

하지정맥류는 사지혈관질환 중 가장 흔히 보게 되는 노인성 질환의 하
나이다. 발병시 하지 표면의 정맥이 확장, 연장되어 덩어리모양으로 굽
혀진다. 이 질환은 서서 일하는 사람과 체력노동을 하는 사람들에게서
흔히 발생한다. 임상검사에서 정맥의 융기, 확장, 굴곡 등을 발견할 수
있으며 서 있을 때 증상이 더 뚜렷하다.

▶ **취혈** 비장, 교감, 심장, 하지, 신문, 내분비, 피질하부, 신장 등 반사구.

▶마사지기법

1. 귀를 깨끗이 씻고 귓바퀴를 아래로부터 위로 가볍게 6회 주무른다.

2. 비장, 교감, 심장, 하지, 피질하부반사구를 기법을 더 세게 가하여 누르며 문지르고 천천히 이완시키며 약 3~5분 정도 마사지한다.

3. 내분비, 피질하부, 신장, 신문반사구를 2~3분간 피부가 빨갛게 되고 열이 나며 팽창되는 느낌이 들 정도로 누른다.

4. 상술한 각 반사구를 2~5회 가볍게 문지른다. 힘은 약하게 시작하여 강하게, 다시 강강하게 시작하여 약하게 양 귀를 번갈아 마사지한다.

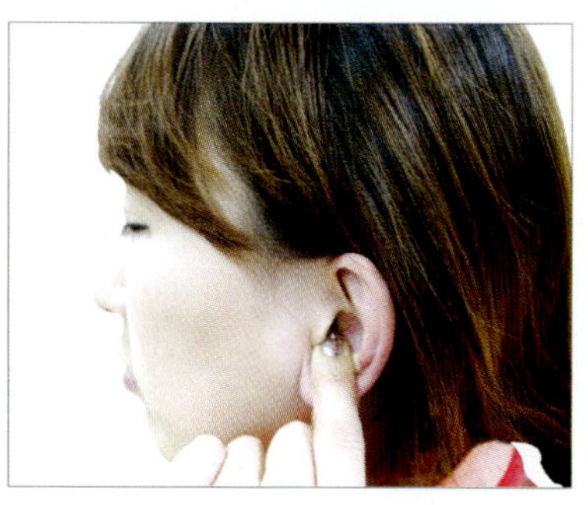

▶그림 내분비반사구를 누른다.

▶ Point 하지정맥류를 완화시키는 방법

압력을 경감시키는 탄력스타킹은 하지정맥류를 경감시키는데 효과적이다. 매일 아침 일어나서 침대에서 내리기 전에 착용하고 저녁에 자기 전에 벗는다. 매일 8시간이상 착용하면 하지는 평소보다 덜 시큰시큰하고 땡땡하며 힘이 없고 저리며 붓고 아픈 증상도 차츰 줄어든다. 하지가 자주 붓는 환자는 한 달 정도 착용하면 다리가 붓는 증상은 점차 사라진다.

28 경추병

경추병은 경추종합증이라고도 하는데 주요하게 경추가 장기간 피로하거나 골질증식, 추간판탈출, 인대가 두꺼워지는 등 원인으로 경추의 척수, 신경근 혹은 추동맥을 압박하여 나타나는 일련의 기능장애의 임상종합증상이다. 이 질환은 중노년에게서 많이 발생하고 발병율은 남성이 여성보다 높다. 주로 목이 뻣뻣하고 활동이 제한되며 한쪽 혹은 양쪽의 목, 어깨, 팔에 방사형 통증이 있으며 손가락이 저리고 지체가 무거우며 감각이 둔해지는 등의 증상이 있다.

▶ **취혈** 목, 경추, 간, 신장, 신문, 어깨 등 반사구.

▶ **마사지기법**

1. 귓바퀴를 알코올 혹은 요오드팅크로 소독하고 테이프에 장구채 씨앗을 혈위에 붙인다. 매번 3~4개의 혈위를 취하여 붙인다.

2. 모지, 시지를 마주하여 잡고 붙인 테이프를 문지른다. 붙인 부위가 통증이 날 정도로, 귓바퀴가 빨갛게 열이 날 정도로 누르며 주무른다.

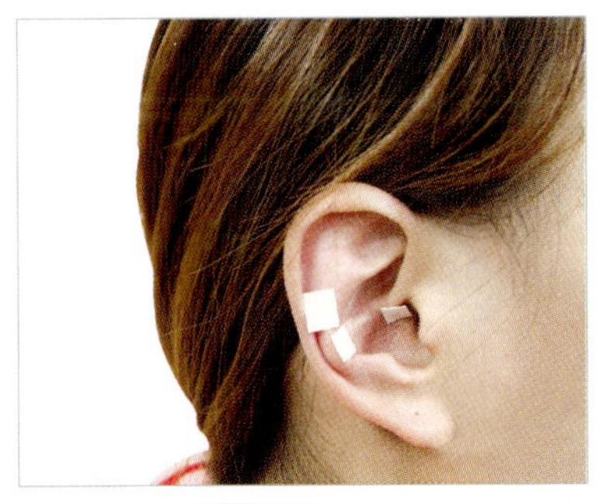

▶**그림** 경추, 신장, 어깨반사구에 붙인다.

▶ Point 경추병을 예방하는 방법

경추병환자는 잘 때 복와위로 자면 안 된다. 베개는 너무 높으면 안되고 너무 단단하거나 너무 평평해도 안된다. 특히 급성손상을 피해야

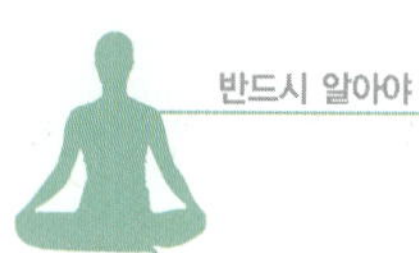

한다. 감기, 습기를 피하고 한밤중과 아침 일찍 목욕하거나 찬바람을 맞지 말고 불량한 자세를 고치고 손상을 피하며 머리를 숙이거나 드는 시간이 1~2시간이 지나면 목운동을 하여 긴장을 완화시켜야 한다.

29 견관절주위염(오십견)

견관절주위염은 견관절 주위에 염증이 생기는 증상을 가리킨다. 50세 전후의 사람들에게서 많이 발생하기에 오십견이라고도 한다. 어깨가 시큰시큰한 통증과 함께 해당 부위가 뭉쳐 있어서 운동을 하지 못하는 장애 상태를 특징으로 하는 흔한 질환의 하나이다.

견관절주위염의 주요증상은 통증과 기능장애이다. 조기에는 간발성 통증으로 시작하나 점차 지속성 통증으로 발전되며 낮에는 통증이 가볍지만 밤에는 심해지며 아픈 쪽으로 누울 수 없다. 엄중한 환자는 경관절 활동장애, 머리를 빗고 옷을 입는 등 동작도 제한을 받으며 팔꿈치를 굽혀 손으로 반대측 어깨를 만지지 못한다. 오래되면 어깨의 근육인 위축되어 팔의 활동이 무기력한 증상이 나타난다.

▶ **시진** 어깨반사구가 점모양, 조각모양의 백색이나 갈색의 융기변형이 있다.

▶ **촉진** 어깨반사구가 울퉁불퉁하며 고리모양의 물체가 만져진다.

▶ **전기측정** 어깨반사구가 양성반응을 나타낸다.

▶ **취혈** 어깨, 신문, 쇄골, 간, 팔꿈치 등 반사구.

▶ **마사지기법**

1. 귀를 깨끗이 씻고 가볍게 귓바퀴를 문지른다. 균일하게 국부의 피부가 빨갛게 될 정도가 적당하다.

2. 마사지봉으로 어깨, 쇄골, 팔꿈치반사구를 각각 3~5분씩 힘은 약하게 시작하여 강하게 마사지한다.

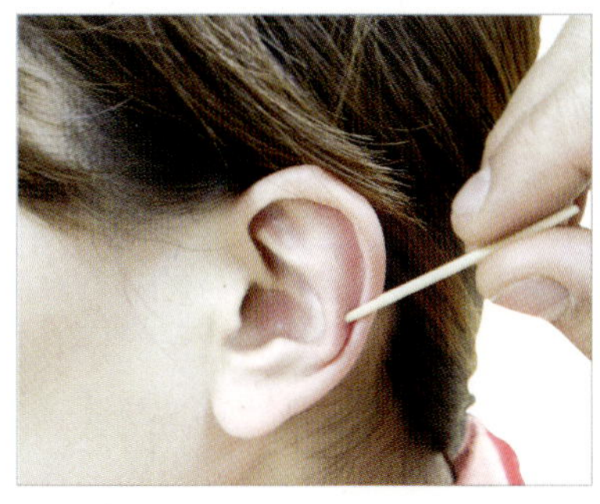

▶**그림** 어깨반사구를 누른다.

3. 어깨, 쇄골반사구에서 주무르는 기법으로 마사지한다. 반복하여 양
귀를 번갈아 10회 마사지한다.

4. 신문, 간반사구를 각각 1~2분간 적당한 힘으로 누른다.

5. 반복하여 앞서 언급한 혈위를 각각 2~3회씩 마찰하여 국부가 빨갛
게 열이 나면 적당하다.

30 골다공증

골다공증은 중노년에서 흔히 생기는 질환이다. 증세가 가벼울 때는 아
무런 증상이 없다. 척추골절 혹은 관골 그리고 손목부위의 골절이 있어
야 명확하게 나타나기에 "조용한 자객"이라는 별명을 가지고 있다.

골다공증의 주요한 증상은 통증인데 요배통증이 많으며 통증환자의
약 70~80%를 차지한다고 한다. 통증은 척추를 따라 양측으로 확산되
며 누워있거나 앉아있을 때 통증이 경감되며 직립, 오래 서 있거나 오래
앉아 있으면 통증이 심해진다. 낮에는 통증이 약해지며 저녁과 아침에
일어나서 허리를 굽히거나 근육운동, 기침, 대변볼 때 힘을 쓰면 통증이
심해진다. 심하면 골절 혹은 호흡계통기능이 떨어지는데 이는 골다공증
의 제일 흔하고 제일 위험한 합병증이다.

▶ **취혈** 내분비, 뇌, 뇌하수체, 신장, 비장, 슬관절, 발목관절, 팔꿈치관

절, 손목관절, 손가락관절 등 반사구.

▶ 마사지기법

1. 귀를 깨끗이 씻고 위로부터 아래로 귓바퀴를 가볍게 5~6회 열이 나고 팽창하는 감이 있을 정도로 문지른다.

2. 시지 지첨 혹은 볼펜의 뾰족한 곳으로 내분비, 뇌, 뇌하수체, 신장, 비장반사구를 각각 2분씩 국부가 시큰시큰하고 땡땡할 정도로 누르며 문지른다.

3. 지첨으로 팔꿈치관절, 손가락관절, 손목관절, 슬관절, 발목관절반사구를 반복하여 5분간 마사지한다. 점차 힘을 가하며 국부가 열이 날 정도로 양 귀를 번갈아 마사지한다.

4. 상응한 관절반사구를 2~3분간 적당한 힘으로 국부가 빨갛게 될 정도로 비비며 주무른다. 힘은 약하게 시작하여 강하게, 다시 강하게 시작하여 약하게 양 귀를 번갈아 마사지한다.

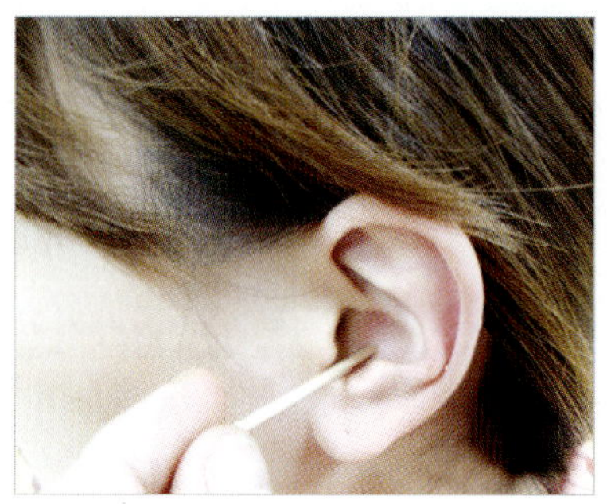

▶그림 볼펜 끝머리로 내분비반사구를 누르며 문지른다.

31 다리근육경련

외부환경의 추위와 같은 자극, 극심한 피로, 수면이나 휴식부족, 여성 노인의 에스트로겐이 낮아지거나 골다공증, 칼슘수준이 현저히 낮아지고 수면자세가 적합하지 않은 등의 원인으로 다리근육경련이 일어나게 된다.

▶ **취혈** 엉덩이, 관골, 무릎, 발목, 발뒤꿈치, 피질하부, 신문, 부신 등 반사구.

▶ **마사지기법**

1. 귀를 깨끗이 씻고 귓바퀴를 가볍게 아래로부터 위로 3~6회 문지른다.

2. 엉덩이, 관골, 무릎, 발목, 발뒤꿈치반사구에서 힘있게 들어올렸다 가볍게 놓는 기법을 사용하여 반복하여 10회 참을 수 있을 정도로 양 귀를 번갈아 마사지한다.

3. 부신, 피질하부반사구에서 힘있게 들어올렸다 가볍게 놓는 기법을 사용하여 2~3분간 마사지한다.

4. 신문혈을 2~3분간 누른다. 국부의 피부가 빨갛게 될 정도가 적당하다.

5. 모지와 시지 지두로 반복하여 신문혈을 5~10회 가볍게 문지른다. 힘은 약하게 시작하여 강하게, 다시 강하게 시작하여 약하게 기법은 균일하고 부드러우며 삼투력 있게 양 귀를 번갈아 마사지한다.

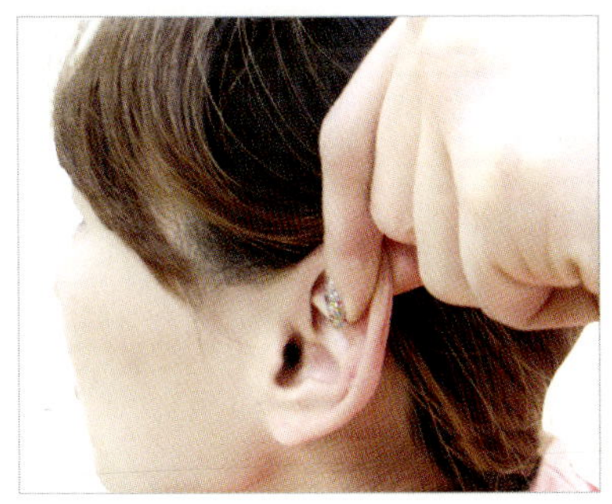

▶그림 무릎, 발목반사구를 들어올린다.

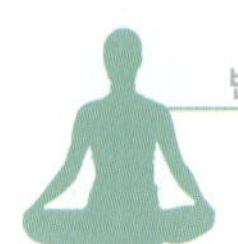

▶Point 다리근육경련을 빨리 완화시키는 방법

바르게 앉은 상태에서 경련이 일어난 다리를 곧게 펴고 손으로 앞발바닥을 잡는다. 발바닥을 위로 가능한 만큼 치켜들고 바깥쪽으로 발목관절을 회전시킨다. 회전할 때의 동작은 연결되어야 하며 도중에 정지하지 말아야 경련을 완화시킬 수 있다.

32 낙침

낙침은 실침이라고도 하는데 청장년층에서 많이 발생한다. 봄과 겨울에 많이 발생한다. 낙침의 주요원인은 근육손상, 풍한 등이다. 낙침은 자기 전에는 아무런 증상이 없다가 아침에 일어나면 한쪽의 목 부위에 뚜렷한 통증이 있고 경직되어 있으며 목을 움직이는 동작이 제한을 받는 증상을 보인다.

▶ **취혈** 목, 신문, 경추, 흉추, 신장 등 반사구.

▶ **마사지기법**

1. 매번 2~3개의 반사구를 선택해 녹두, 무 씨앗이나 장구채 씨앗을 0.5cm×0.5cm의 파스에 놓고 귀의 관련 부위에 붙인다.

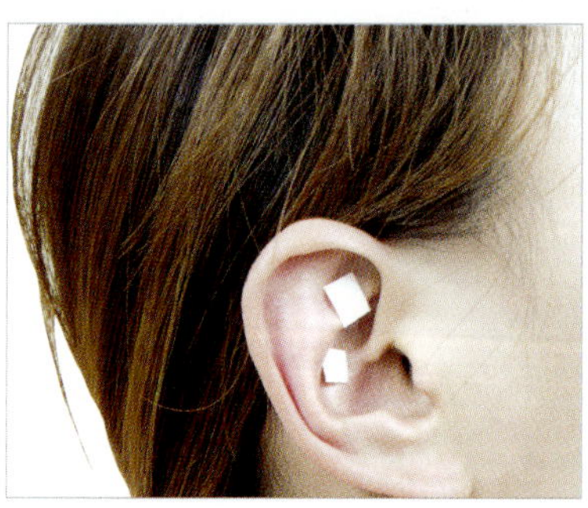

▶그림 경추, 목, 신장반사구에 눌러 붙인다.

2. 매번 30초~1분간 누르고 매일 6~8회 누르며 기법은 약하게 시작

하여 강하게 열이 나고 팽창감이 느껴지고 참을 수 있을 정도로 누른다. 환자는 동시에 목을 돌린다. 이때 대부분 환자들은 증상이 완화되거나 없어지는 것을 느끼며 자주 눌러 효과를 높이는 것이 바람직하다.

▶ Point 낙침을 개선하는 방법

더운 물주머니, 손난로, 더운 수건, 적외선을 쪼여도 통증을 해소하는 효과를 볼 수 있다.

홍화유, 풍습유, 운향정 등을 통증 부위나 혈위에 발라도 통증을 해소할 수 있다.

풍습지통연고, 팽향지통연고를 붙인다. 매일 한 번씩 갈아붙인다. 임산부는 사용하지 말아야 한다.

33 발뒤꿈치통증

발뒤꿈치통증은 발뒤꿈치의 골질, 관질, 활액낭, 근막 등에 병변이 일어나는 질환이다. 이 질환의 주요 증상은 서지 못하거나 걷기 힘들며 걸을 때 절룩거리며 통증이 점점 심해진다. 누워있어도 시큰시큰하고 땡땡해 하며 타는 듯하거나 침으로 찌르는 듯한 통증이 있으며 야간에는 통증이 더 심해지며 통증이 다리 뒷부분 등의 부위로 퍼지기도 한다.

▶ **취혈** 발뒤꿈치, 신장, 산, 신문, 피질하부 등 반사구.

▶ **마사지기법**

1. 귀를 깨끗이 씻고 가볍게 이주와 귓바퀴를 아래로부터 위로 5~6회 문지르고 상응한 반사구에서 기법을 가중한다.

2. 선향으로 발뒤꿈치, 신장, 간반사구를 반복하여 10~15회 참을 수 있을 정도로 국부가 불그스름하게 되게끔 찍는다.

3. 신문혈을 5~6분간 누른다. 반복하여 3회 국부가 불그스름해지게끔 누른다.

4. 위에 언급한 각 반사구를 5~6회 가볍게 문지른다. 지속하여 10분

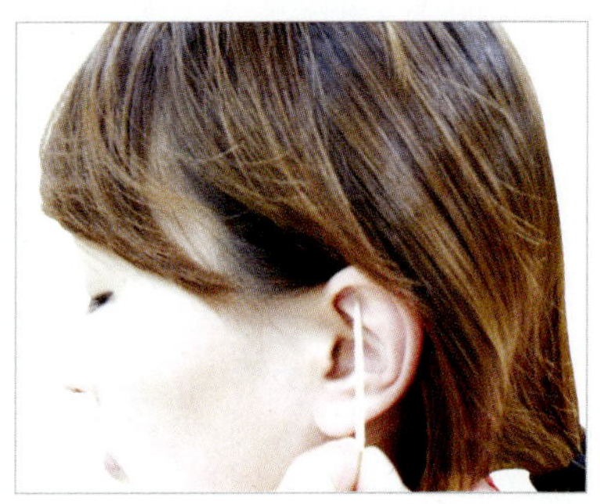
▶**그림** 선향으로 발뒤꿈치반사구를 찍는다.

정도 마사지한다. 힘은 약하게 시작하여 강하게, 다시 강하게 시작하여 약하게 반복하여 3회 마사지한다. 양 귀를 번갈아 마사지한다.

▶**Point** 발뒤꿈치통증을 완화시키는 한방요법

신선한 위령선 5~10g을 찧어 오래 묵은 진한 식초로 연고를 만들어 아픈 발을 뜨거운 물에 불리고 난 뒤 붙이고 가제로 감싼다. 매일 한 번씩 갈아 6~7일 연속해서 붙인다.

오가피, 사천고추 각각 10g, 망초 19g, 파 3대를 물에 끓여 약물에 발을 담그고 매번 30분씩 매일 1~2회 족욕한다.

34 고혈압

고혈압은 흔히 보게 되는 심혈관 계통질환이다. 고혈압은 체순환동맥 혈압이 지속적으로 높아지는 것이 주요증상이다. 일차성과 유발성 두 가지 종류로 나뉜다. 수축기혈압이 140을 넘거나 이완기 혈압이 90을 넘으면 고혈압으로 판정된다.

고혈압의 초기증상은 쉽게 피로하거나 머리가 어지러우며 기억력이 감퇴되는데 휴식하면 증상이 없어진다. 혈압이 뚜렷이 올라갈 때는 어지럼증이 가중되며 두통 심지어 메스꺼우며 구토까지 하게 된다. 특히 피로 혹은 정서흥분 등의 원인으로 인하여 혈압이 급격히 상승할 때는 증상이 더욱 뚜렷하다.

▶ **시진** 강압점에 고리모양을 동반하며 고혈압동맥경화임을 알려준다.

▶ **전기측정** 강압점이 양성반응이지만 승압점은 반응이 없다. 고혈압임을 알려준다.

▶ **취혈** 간, 신장, 각와상, 신문, 부신, 내분비 등 반사구.

▶ **마사지기법**

1. 간, 신장, 심장, 각와상, 신문, 부신, 내분비반사구를 각각 10회 참을 수 있을 정도로 누르면서 문지른다.

2. 양손의 모지로 위로부터 아래로 좌우 귓등을 5~10회 피부가 빨갛게 될 때까지 누르며 문지른다.

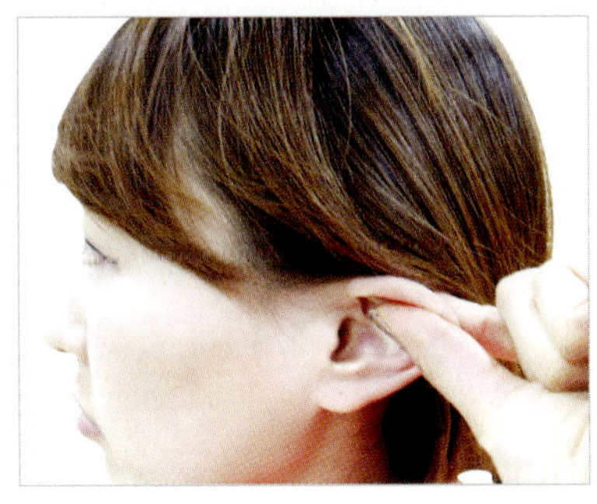

▶**그림** 각와상을 누르며 문지른다.

3. 육신환, 장구채 씨앗, 무 씨앗 등을 테이프에 붙여 귀의 상응한 부위에 붙인다. 매일 5~7회 누르며 문지르고 매번 매 반사구를 2~3분씩 마사지한다.

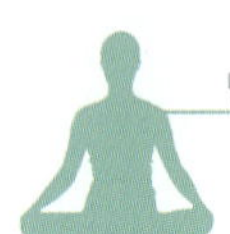

35 부정맥

부정맥은 심장의 자율성이상 혹은 전도장애로 인하여 심장박동이 과도하게 빠르거나 느리며 균일하지 않는 증상을 가리킨다. 긴장하거나 지나친 흡연, 음주, 농차나 커피, 과로, 엄중한 불면 등은 흔히 부정맥을 유발하는 요소이다. 부정맥은 심장병환자들에게서 많이 나타나는데 마취 중, 수술중 혹은 수술 후에도 자주 나타난다.

부정맥의 주요 증상은 심계항진, 무기력, 숨이 차고 말하기 싫어하며 머리가 어지럽고 기절하는 등이 때로는 아무 증상도 없다.

▶ **취혈** 심장, 신문, 이첨, 내분비 등 반사구.

▶ **마사지기법**

1. 귀를 깨끗이 씻고 이주와 귓바퀴를 가볍게 주무른다. 아래로부터 위로 5~10회 실시하고 상응한 반사구에서 기법을 행한다.

2. 심장, 신문반사구에서 적당한 힘으로 누르며 주무른다. 환자가 참을 수 있을 정도로 반복하여 20회 실시하며 양 귀를 번갈아 마사지한다.

3. 지속적으로 이첨과 내분비반사구를 3~5분간 누르고 문지르며 국부가 빨갛고 열이 날 정도가 적당하다.

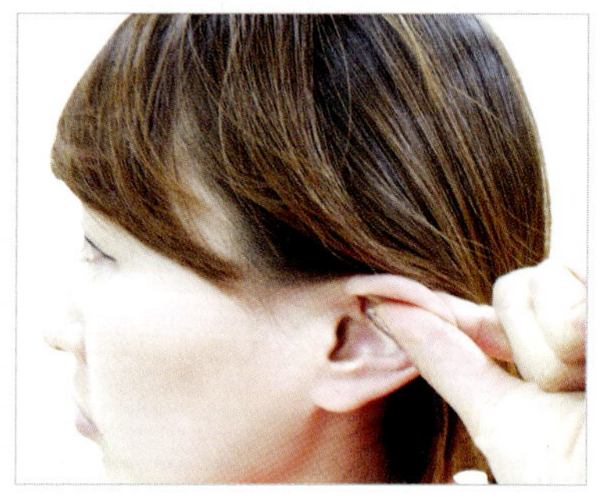

▶그림 이첨을 주무른다.

4. 모지와 시지 지두로 반복하여 심장, 신문, 이첨, 내분비반사구를 각

각 5~10회 가볍게 문지른다. 힘은 약하게 시작하여 강하게, 다시 강하게 시작하여 약하게 양 귀를 번갈아 마사지한다.

▶ Point 심혈관질환의 식이요법

심혈관질환환자가 우선적으로 선택해야 할 음식은 콩제품, 맥아, 옥수수, 마늘과 양파이다. 이런 음식을 장기간 식용하면 심혈관질환의 발생률을 낮출 수 있다.

36 당뇨병

당뇨병은 유전과 환경요소의 상호작용으로 인하여 생기는 질환이다. 당뇨병의 증상은 임상에서 혈당이 높아지는 것을 주요한 근거로 삼는다. 당뇨병의 임상진단표준은 평소 정맥혈당이 11.1 mmol/L이상 혹은 공복혈당이 7.8mmol/L이상이다.

▶ **취혈** 췌장, 신문, 내분비, 피질하부, 신장, 간, 비장 등 반사구.

▶ **마사지기법**

매번 2~4개의 혈위를 취하여 장구채 씨앗 한 알을 0.5cm×0.5cm의 테이프에 놓고 상응한 혈위에 붙인다. 시지, 모지로 시큰시큰해 하고 땡땡하며 저리고 통증이 나는 정도로 매일 3~5회 누르며 주무른다. 매번 한쪽 귀에 붙이고 양 귀를 번갈아 진행한다. 매번 2일간 붙이고

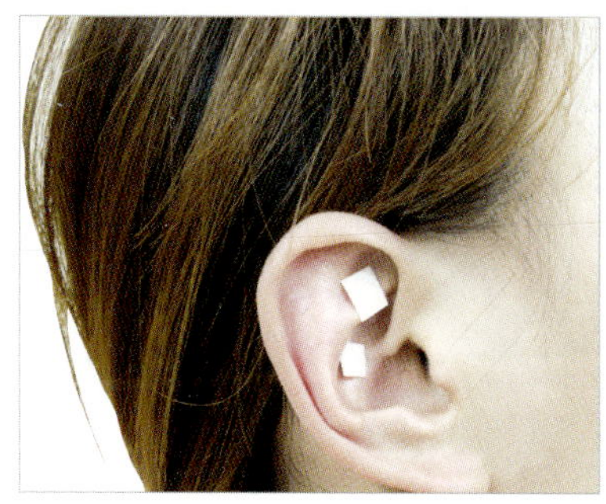

▶그림 신문, 비장반사구에 눌러 붙인다.

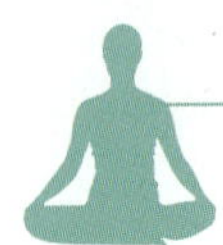

매주 2번 붙이며 10번을 한번의 치료과정으로 한다. 치료과정 사이의 간격은 5~7일로 한다. 당뇨병환자의 피부는 상처가 나면 다시 아물기 어렵기 때문에 문지를 때 가볍게 하여야 한다. 특히 피부가 민감하면 붙이고 있는 시간을 줄여 피부의 손상을 피해야 한다.

▶ Point 당뇨병환자의 일상보건

유쾌한 마음을 유지하는 것은 혈당의 안정에 매우 중요하다. 긴장, 우울 혹은 흥분 등은 모두 뇌하수체, 부신과 인슐린기능에 영향이 있으므로 혈당의 상승을 초래하게 된다. 평소에 수영, 산책, 사이클, 달리기, 태극권 등 유산소운동은 다이어트 효과가 있다. 다이어트는 많은 조직의 인슐린에 대한 민감성을 강화시켜 당대사를 개선한다.

37 고지혈

지혈은 주로 혈청 중의 콜레스테롤과 트리글리세리드이다. 콜레스테롤 함량이 높거나 트리글리세리드 함량이 높거나 아니면 둘 다 높을 경우 고지혈이라고 한다. 조사에 의하면 고지혈은 중노년에서 흔히 발생하는 질환이다. 고지혈로 인한 여러 가지 심뇌혈관질환은 중노년계층에게 가장 위험한 순환계 질환으로 악명이 높다. 고지혈은 임상에서 머리가 어지럽거나 가슴이 답답하며 심계항진, 무기력, 불면건망, 지체마비 등을 주요 증상으로 하며 부분적인 고지혈환자는 눈꺼풀에 황색의 작은 지류가 생긴다.

▶ **취혈** 간, 담낭, 신장, 비장, 내분비, 신문, 폐, 소장, 부신 등 반사구.

▶ **마사지기법**

매번 2~4개의 혈위를 선택하여 장구채 씨앗, 녹두, 혹은 육신환 한 알을 0.5cm×0.5cm의 테이프에 놓고 상응한 혈위에 붙인 후 시지, 모지로 시큰시큰하고 땡땡하며 저리고 통증이 날 정도로 누르며 주무른

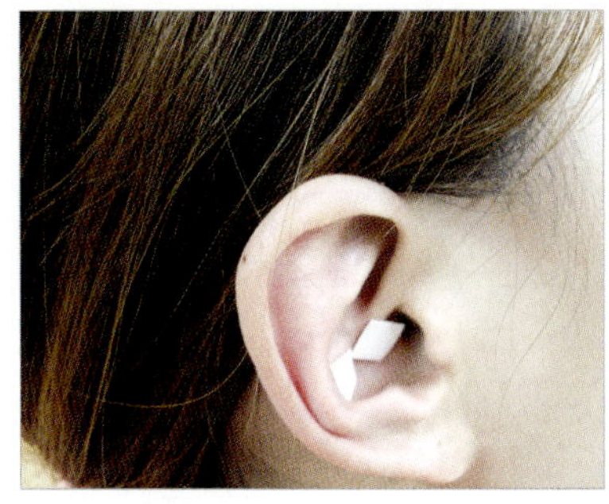

▶그림 간, 신장반사구에 눌러붙인다.

다. 매일 4~6회 마사지한다. 매번 한쪽 귀에 붙이고 양 귀를 번갈아 붙이고 매번 2일씩 붙이고 매주 2회, 10회를 한번의 치료과정으로 한다. 치료과정 간에 5~7일 사이를 둔다. 누르며 주무를 때 가볍게 주물러야 한다. 예를 들면 피부가 민감하거나 여름이면 적당히 붙이고 있는 시간을 단축시켜야 한다.

▶ Point 고지혈환자의 음식에 관한 주의사항
- 열량 섭취를 줄여 표준체중을 유지해야 한다.
- 비타민을 함유한 음식섭취를 증가시키고 지방의 섭취를 감소시켜야 한다.
- 매일 30분 정도 지속적인 운동으로 혈액순환을 촉진시켜야 한다.

38 비만

비만은 지방의 과다축적으로 체중이 표준체중의 20% 이상을 초과하는 영양과잉성질환이다. 비만은 여러 가지 질환을 유발한다. 비만상태에서는 고지혈, 고혈압, 관상동맥경화, 뇌혈전, 당뇨병 등 순환기장애 질환이 생길 수 있다.

▶ **취혈** 내분비, 위, 폐, 비장, 신문, 간, 담낭, 신장, 소장 등 반사구.

▶ 마사지기법

1. 매번 2~3개의 혈위를 선택하여 먼저 70%의 알코올로 이혈부위를 소독한다. 무 씨앗, 장구채 씨앗 혹은 녹두를 0.5cm×0.5cm의 테이프에 놓고 상응한 혈위에 붙인다. 2~3일을 1회로 여름에는 붙이는 시간을 줄이고 하루를 건너뛰어 다시 붙인다. 10회를 한번의 치료과정으로 한다.

2. 모지와 시지를 마주하여 혈위를 누르며 문지른다. 매일 6~8회 누르고 매번 매 혈위를 2~3분씩 팽창하면서 통증이 나는 감이 있을 정도로 마사지한다.

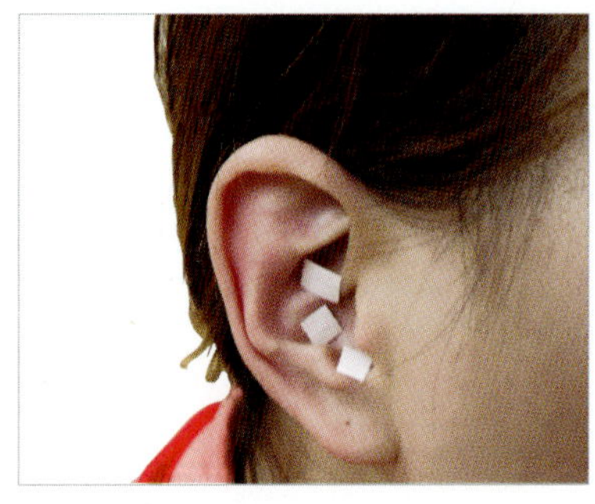

▶그림 내분비, 위, 비장반사구에 눌러 붙인다.

▶ **Point** 다이어트약물은 조심하여 사용하여야 한다

현재 다이어트약은 주로 식욕억제제, 신진대사 가속화 흡수감소제, 지방과 열량 소모를 돕는 약 등 3가지 부류로 구성돼 있다. 이런 약물은 장기간 복용하면 인체에 매우 해롭다. 때문에 다이어트 방법을 선택하는 것에도 신중해야 한다. 가급적이면 신체에 유익한 건강운동방식을 선택하는 것이 바람직하다.

39 빈혈

혈액 중의 적혈구 수와 헤모글로빈의 함량이 뚜렷이 정상수치보다 낮은 상태를 빈혈이라고 한다. 빈혈을 진단하는 헤모글로빈의 기준은 성인남성〈120g/L이고 성인여성〈110g/L이며 임신부〈100g/L이다.

빈혈의 주요 증상은 얼굴색이 창백하고 호흡이 가쁘며 초조불면, 머리가 어지럽고 이명 증상을 보인다. 또한 빈혈 증상으로는 건망, 식욕부진, 피부가 거칠고 월경량이 적고 혀의 색이 연하고 맥이 약한 상태가 찾아온다.

▶ **취혈** 비장, 위, 내분비, 소장, 간, 담낭 등 반사구이다.

▶ **마사지기법**

1. 무 씨앗이나 장구채 씨앗 하나를 0.5cm×0.5cm의 테이프에 놓고 상응한 혈위에 붙인다. 매번 3~4개의 혈위를 선택하고 매일 매 혈위를 5회를 마사지한다. 매번 국부가 시큰시큰하고 땡땡하며 통증이 있을 정도로 마사지한다. 2~3일에 한 번씩 갈아 붙이며 여름에는 하루에 한 번씩 갈아붙인다. 피부가 민감한 사람은 수시로 관찰해야 하며 불편하면 떼야 한다.

2. 머리핀이나 기타 기구로 앞에서 말한 혈위를 누른다.

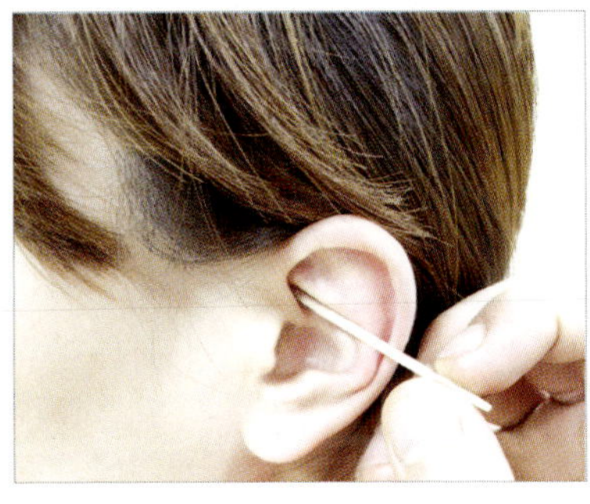

▶그림 소장반사구를 누른다.

▶Point 빈혈의 식이요법 방법

장기간 소식하며 고기를 먹지 않는다든지 혹은 고기만 먹고 녹색야채는 적게 먹는다든지 하는 불균형한 음식습관은 인체에 필수적인 영양물질 예를 들면 단백질, 비타민B군, 엽산 등의 결핍을 초래하며 빈혈을 유발한다. 그리고 장기간 진하게 끊인 차를 마셔도 철분흡수 장애를 초래할 수 있다.

40 갱년기 종합증

갱년기는 여성이 노년기로 접어드는 단계이다. 갱년기에 이르면 성호르몬기능이 감퇴되어 일련의 신경기능 저하와 같은 질환이 생긴다. 갱년기 주요 증상으로는 월경불순, 초조 불안 등이 나타난다. 또한 갱년기에는 쉽게 흥분하며 습열로 땀이 많이 나고 허리와 무릎이 시큰시큰하고 나른한 증상이 나타나기도 한다. 또한 갱년기가 되면 불면과 꿈이 많으며 머리가 어지럽고 귀에 소리가 나며 건망증이 있고 의심이 많으며 성욕이 감퇴되고 얼굴과 하지에 부종이 생기거나 위장장애가 올 수도 있다. 우울증이나 정서불안도 갱년기 증상에 속한다.

▶ **취혈** 이첨, 피질하부, 내분비, 내생식기, 신장, 신문, 교감, 심장, 간 등 반사구.

▶ **마사지기법**

매번 2~3개의 혈위를 취하여 육신환 혹은 장구채 씨앗 등을 0.5cm×0.5cm의 테이프에 놓고 상응한 혈위에 붙인다. 매일 6~8회 마사지한다. 기법은 약하게 시작하여 강하게 하며, 국부가 열이 나고 팽창하면서 아플 정도로 2일에 한 번씩 갈아 붙인다. 양 귀를 번갈아 붙인다.

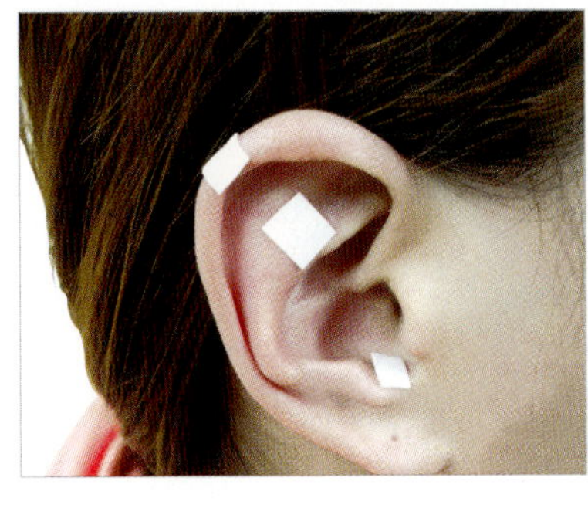

▶**그림** 이첨과 내분비, 신문반사구에 눌러
붙인다.

▶ **Point** 갱년기여성의 식이요법 방법

갱년기여성은 골다공증예방에 주의해야 하며 적당히 칼슘의 섭취를 늘려야 하며 매일 1000mg 이상은 돼야 한다. 이를 위해 매일 2~3개의 우유를 마시고 한 개의 계란은 필수적이다. 또한 태양을 많이 쪼여 체내의 비타민D 함량을 증가시키고 노른자, 동물간, 황홍색야채 등을 식용하여 비타민A를 섭취하고 알 종류, 뼈다귀, 비타민C를 섭취하여 칼슘의 흡수를 촉진시켜야 한나.

41 단경

만 18세가 되어도 월경이 오지 않거나 3주기 이상 월경이 오지 않는 증상을 단경이라고 한다. 사춘기 전, 임신기, 포유기 그리고 폐경기의 단경은 정상적인 생리현상이기에 환자로 보지 않는다. 이 질환은 선천적, 신체가 허약하여 자주 병에 걸리며 다산이거나 정사피로, 신장기능부족, 큰 병에 걸리거나 오랫동안 병으로 앓거나 산후 피를 많이 흘리거나 비장이 허약하며 피가 부족하고 정서실조, 정신이 과도하게 긴장되어 자극을 받거나 기혈이 정체되어 통하지 않으며 가래가 많고 습한 등 여러 가지 원인으로 인하여 생긴다.

▶ **취혈** 심장, 신문, 피질하부, 비장, 위, 간, 내생식기, 내분비 등 반사구.

▶ 마사지기법

매번 3~4개의 혈위를 취하여 장구채 씨앗이나 무 씨앗 한 알을
0.5cm×0.5cm의 테이프에 놓고 상응한 혈위에 붙인다. 시지와 모지
로 시큰시큰해 나고 땡땡하며 저리고 아플 정도로 매일 4~6회 누른
다. 매번 한쪽 귀에 붙이고 양 귀를 번갈아 붙인다. 매번 2일 동안 붙
이고 여름에는 하루에 한 번씩 갈아붙인다. 10회를 한번의 치료과정
으로 한다.

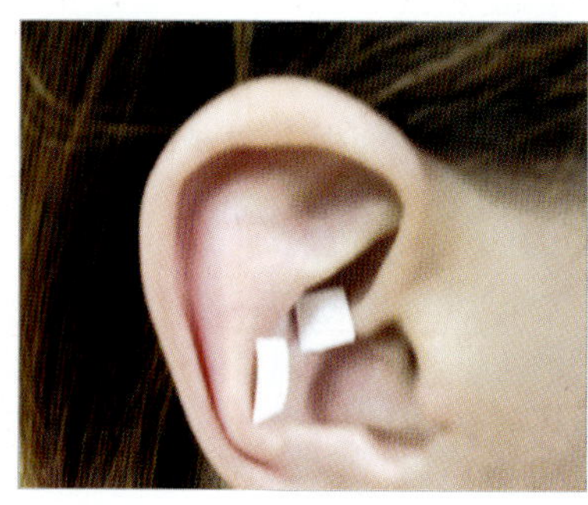

▶그림 피질하부, 위반사구에 붙인다.

▶ Point 월경기 보건방법

월경기간에는 몸을 따뜻하게 하여야 한다. 특히 허리 아랫부분과 발
은 차게 하지 말아야 하며 비위를 보양하고 날로 된 음식과 과일, 맵고
자극성이 있는 음식은 먹지 말아야 한다. 과로하지 말고 성질이 찬 약
은 복용하지 말아야 하며 평소에 운동을 하여 체질을 강화하고 건강
수준을 높여야 한다. 정신적인 자극을 피하고 정서를 안정시키며 기
혈의 원활한 운행을 유지하여야 한다.

42 자궁근종

자궁근종은 여성생식기관 중 제일 흔한 양성종양이다. 자궁근종의 발생률은 매우 높은데 30세 이상의 여성 중 약 20%를 차지하며 40~50대의 발생률이 제일 높은데 약 51.2~60.9%을 차지한다.

자궁근종은 에스트로겐이 과다 분비되는 것과 관련이 있을 수 있다.

자궁근종은 뚜렷한 증상이 없으며 증상이 있다면 음도출혈, 복부에 종양이 만져지며, 불임, 복통, 백대가 많아지는 등 증상이 있다.

▶ **취혈** 간, 비장, 신문, 내분비, 내생식기, 신장, 피질하부 등 반사구이다.

▶ **마사지기법**

매번 2~3개의 혈위를 취하여 장구채 씨앗이나 무 씨앗 한 알을 0.5cm×0.5cm의 테이프에 놓고 상응한 혈위에 붙인다. 모지와 시지로 시큰시큰히고 땡땡하며 저리고 통증이 날 정도로 양 귀를 번갈아 붙이고 매번 1~2일간 붙여둔다. 10회를 한번의 치료과정으로 하고 볼펜 혹은 기타 기구로 앞에서 말한 혈위를 누른다.

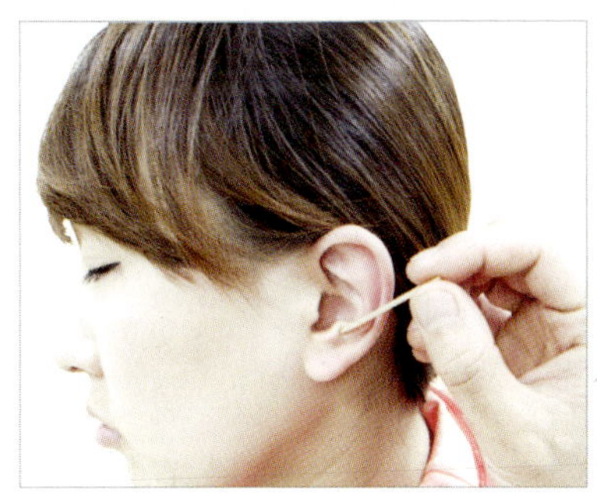

▶그림 피질하부반사구를 누른다.

▶ Point 자궁근종환자들의 주의사항
• 자궁근종환자는 3~6개월에 한 번 B형 초음파진단을 받거나 부인과

검사를 해야 한다. 자궁 내에 루프를 넣지 말고 장기간 피임약을 복용하지 말아야 하며 수술 2개월 후부터 성생활을 할 수 있다.

- 맵고 자극이 있는 음식은 피해야 하며 음주와 흡연은 삼가해야 하며 장기간 호르몬약물을 사용하면 안 된다.

43 탈장

탈장은 환자의 체질과 관련이 깊다. 한의에서 탈장은 발육부진, 노인 체질허약 등으로 기혈의 운행이 막히고 원활하지 못하여 복강 내에 부압이 생겨 복강 내의 기압이 증가하여 복강 내에 있는 유리된 장기를 돌출되게 하는 것이다.

탈장의 주요증상은 서혜부에서 종양을 보거나 만질 수 있으며 배가 붓고, 복통, 변비, 영양흡수불량, 쉽게 피로하며, 체질하강 등을 동반한다.

▶ **취혈** 신장, 간, 비장, 복부, 내생식기, 신문, 내분비 등 반사구.

▶ **마사지기법**

매번 2~3개의 혈위를 취하여 장구채 씨앗, 자석구슬 혹은 무 씨앗를 0.5cm×0.5cm의 테이프에 놓고 상응한 혈위에 붙인다. 모지와 시지를 마주하여 누르며 문지른다. 시큰시큰해 하고 땡땡하며 저리고 아플 정도가 적당하다. 매번 한쪽 귀에 붙이고 양 귀를 번갈아 붙인다. 매번

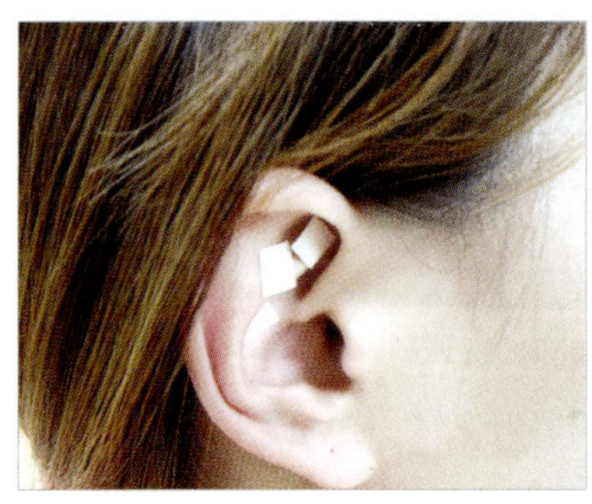

▶**그림** 복부, 비장, 간반사구에 눌러붙인다.

1~2일간 붙여두고 하루 건너 갈아붙인다. 10회를 한번의 치료과정으로 한다.

▶ Point 탈장을 감소시키는 식이요법

변비와 배가 붓는 음식은 피한다. 예를 들면 계란, 고구마, 맥주, 탄산음료 등이다. 섬유질을 많이 함유한 음식을 많이 먹어야 한다. 예를 들면 곡물, 쌀, 보리의 겨, 가공하지 않은 과일과 야채 등이다.

44 발기부전(음위)

음위는 성욕이 있는 상태에서 음경이 발기를 하지 못하여 정상적인 성교를 하지 못하는 경우, 음경이 발기하였으나 충족한 시간과 경도를 유지하지 못하여 정상적인 성교를 완성하지 못하는 경우를 가리킨다.

조사에 의하면 성년남성의 약 11.4%에서 음위가 나타났다고 한다. 음위의 발생률은 연령의 증가에 따라 증가한다. 50세 이후에는 적지 않은 사람들에게서 음위가 나타나며 65~70세가 되면 음위의 발생률이 최고치를 기록한다.

▶ **전기측정** 내생식기혈, 골반혈, 전립선혈, 요도혈, 신장혈, 고환혈, 내분비혈에 모두 양성반응이 나타난다.

▶ **취혈** 신장, 간, 비장, 내생식기, 신문, 내분비, 피질하부 등 반사구.

▶ **마사지기법**

1. 매번 2~3개의 혈위를 취하여 한 알의 장구채 씨앗이나 무 씨앗을 0.5cm×0.5cm의 테이프에 놓고 상응한 혈위에 붙인다. 매일 시지와 모지로 마주하여 자주 누르며 주무른다. 시큰시큰하고 땡땡하며 저리고 아플 정도로 마사지한다. 매번 한쪽 귀만 붙이고 양 귀를 번갈아 붙이고 매번 2일간 붙인다.

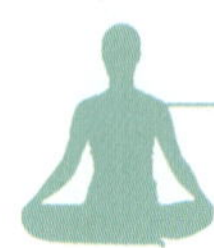

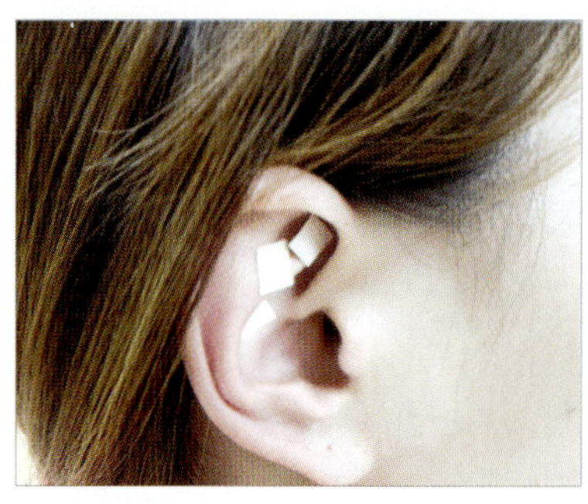

▶**그림** 내생식기, 신문, 신장반사구에 눌러 붙인다.

2. 내생식기, 신장, 신문반사구를 각각 50회 누른다. 10번을 한번의 치료과정으로 하여 연속으로 2개의 치료과정을 거친 후 만약 증상이 뚜렷하게 호전되었으면 점차 횟수를 줄여 원래의 절반으로 하고 증상이 완전히 없어지면 계속 1~2개의 치료과정으로 안정을 시켜 재발을 방지하여야 한다.

45 유정

유정은 성생활이나 수음 등 기타 직접적인 자극이 아닌 상황에서 발생한 정액이 밖으로 나온 상황을 말한다. 그중 꿈에서 한 유정을 몽정 혹은 몽설이라고 한다. 일반적으로 건강한 남성이 매월 유정을 1~2번 하는 것은 정상적인 현상이다. 즉 정액이 차서 저절로 넘쳐나는 것은 병리적 현상이 아니라는 것이다.

▶ **취혈** 간, 신장, 방광, 부신, 내생식기, 내분비, 신문, 요도, 골반 등 반사구.

▶ **마사지기법**

매번 2~3개의 혈위를 취하여 장구채 씨앗을 0.5cm×0.5cm의 테이프에 놓고 상응한 혈위에 붙인다. 모지와 시지로 때때로 시큰시큰하고 땡땡하며 저리고 아프게 누른다. 매번 한쪽 귀만 붙이고 양 귀를 번갈아 붙인다. 매번 2일간 붙이며 10번을 한번의 치료과정으로 하여 연속으로 두 번의 치료과정을 마치면 증상이 뚜렷이 호전될 수 있다. 녹두, 겨자씨, 쌀알, 무 씨앗, 자석구슬로 장구채 씨앗을 대체하여 마사지하여도 된다.

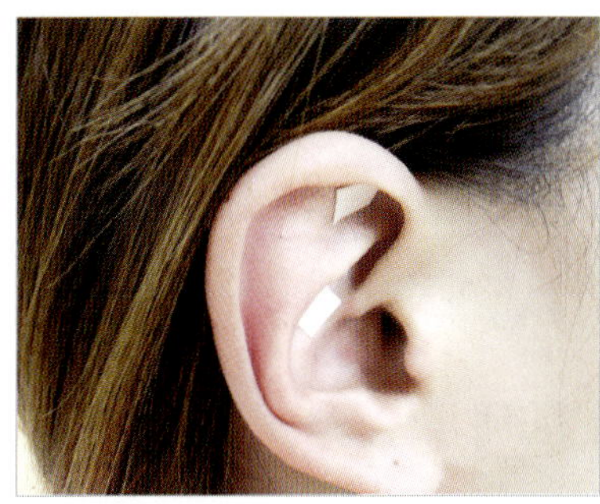

▶**그림** 내생식기, 신문, 신장반사구에 눌러 붙인다.

▶ Point 유정의 발생을 완화시키는 방법

가볍고 유쾌한 성서를 유지하는 것은 유성을 완화시키는네 아주 중요하다. 동시에 생활 속의 세부사항에 주의를 돌려야 한다. 예를 들면 옷과 바지는 여유가 있어야 하며 저녁에는 과식하지 말고 자기 전에는 발을 씻는 등 양호한 생활습관을 길러야 한다.

46 성욕감퇴

성욕감퇴는 여성이 정사에 관심이 없고 성교시 오르가즘을 느끼지 못하는 증상을 말한다. 성욕감퇴는 심리장애, 정서제어, 공포, 정신긴장 등의 요소로 인하여 초래되는데 주요한 증상은 성욕감퇴, 활기가 없으며, 기억력 감퇴, 허리가 시큰시큰해 하고 맥이 없으며, 유방이 위축되고, 탈모와 조급한 성격 등이다.

▶ **취혈** 신장, 간, 비장, 내생식기, 신문, 내분비, 피질하부 등 반사구.

▶ 마사지기법

매번 2~3개의 혈위를 취하여 장구채 씨앗, 자석구슬 혹은 무 씨앗를 0.5cm×0.5cm의 테이프에 놓고 상응한 혈위에 붙인다. 모지와 시지로 6~8회 누르며 문지른다. 시큰시큰하고 땡땡하며 저리고 통증이 날 정도가 적당하다. 매번 한쪽 귀에 붙이고 양 귀를 번갈아 붙인다. 매번 2일간 붙이고 10번을 한번의 치료과정으로 한다. 연속으로 두 번의 치료과정을 치료하고 나서 증상이 뚜렷한 호전이 있으면 점차 횟수를 원래의 절반으로 줄이고 증상이 완전히 없어지면 한 두 번의 치료과정을 더하여 안정시키고 재발을 방지하여야 한다.

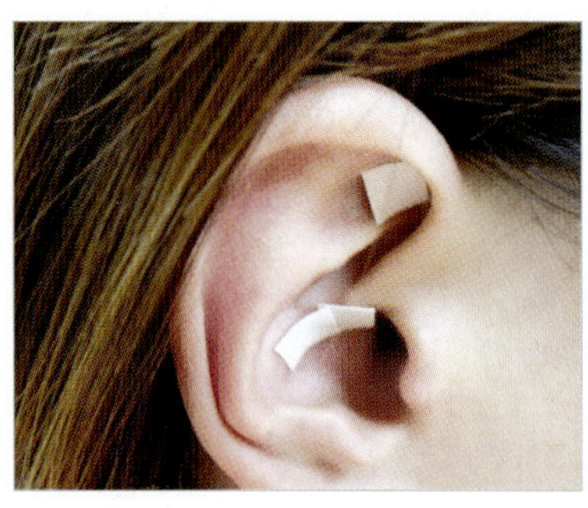

▶그림 간, 신장, 내생식기반사구에 눌러붙인다.

▶ Point 성욕감퇴를 완화시키는 방법

- 영양이 풍부하며 적당히 신장을 보하고 성욕기능을 강화하는 효능이 있는 음식을 먹어야 한다. 예를 들면 부추, 당근, 개고기, 양고기, 민물새우, 자라, 쇠갑오징어알 등이다.
- 성생활환경을 개선하여 가능한 따뜻하고 편하며 아늑하여야 한다.
- 유쾌한 마음을 유지하고 치료기간에는 성생활을 절제하여야 한다.

47 조루

　조루는 남성성기능장애의 일종으로서 음경을 음도에 삽입한 뒤 여성이 오르가즘에 이르기 전 2분 이내에 바로 사정하는 장애이다. 조루를 초래하는 원인은 심리와 생리 두 방면으로 나뉜다.

▶ **취혈** 외생식기, 내생식기, 간, 이마, 신장, 심장, 피질하부, 신문 등 반사구.

▶ **마사지기법**

　매번 2~3개의 혈위를 취하여 녹두, 무 씨앗 혹은 장구채 씨앗을 0.5cm×0.5cm의 풍습지통연고에 놓고 상응한 혈위에 붙인다. 매번 1~2분간 누르며 마사지한다. 매일 6~8회 누르며 기법은 약하게 시작하여 강하게 한다. 열이 나고 팽창감이 있으며 통증이 나는 정도로 참을 수 있을 때까지 마사지한다. 대다수 환자들의 증상은 완화되거나 사라진다. 자주 눌러 치료효과를 높일 필요가 있다. 양 귀를 번갈아 붙인다.

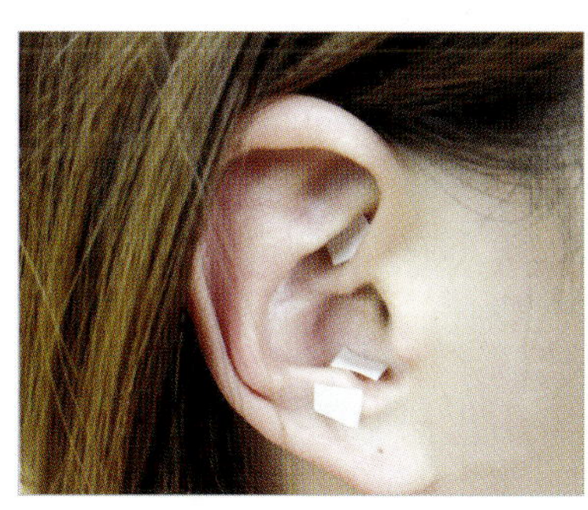

▶그림 이마, 신장, 심장반사구에 눌러 붙인다.

▶ Point 조루를 예방하는 방법

• 과도한 정사를 절제하는 생활습관을 길러 음경을 상하여 조루를 초래하는 일이 없도록 해야 한다.

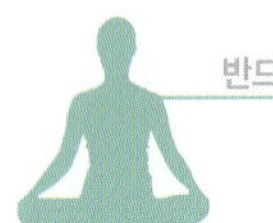

- 운동을 점차적으로 강화하며 과로를 피하고 정서를 유쾌하게 하여 심폐를 안정시켜 조루를 초래하는 일이 없도록 해야 한다.
- 부부가 모두 정확하게 성에 대한 지식을 알아야 한다.

48 신장보양

중의학에서는 신장이 정기를 보존하며 성장발육과 생식을 책임지고 있다고 한다. 신장은 신체 활력의근본으로 삼고 있어서 신장 보양에 각별한 의미를 부여한다. 신장은 귀에 의해 소통된다고 한다. 때문에 자주 귀를 마사지하면 신장을 튼튼히 하고 몸을 보양하는 작용이 있다.

신장이 약해지면 주로 허리가 시큰시큰하고 다리가 나른하며 입이 마르고 초조하며 손발바닥에 열이 나며 땀이 많고 허리가 자주 아프며 손발이 차고 오줌이 잦다. 그리고 또 쉽게 피로하고 숨이 차며 혀의 색깔이 연해진다. 남성환자는 유정, 조루가 쉽게 발생하고 여성환자는 백대가 맑고 적으며 월경불순이 쉽게 발생한다.

▶ **취혈** 신문, 요추, 피질하부, 신장, 내생식기, 방광 등 반사구.

▶ **마사지기법**

1. 양손의 시지를 좌우이병내측에 놓고 시지, 모지로 이병을 들어올린다. 안으로부터 밖으로 들어올린다. 힘은 약하게 시작하여 강하게 통

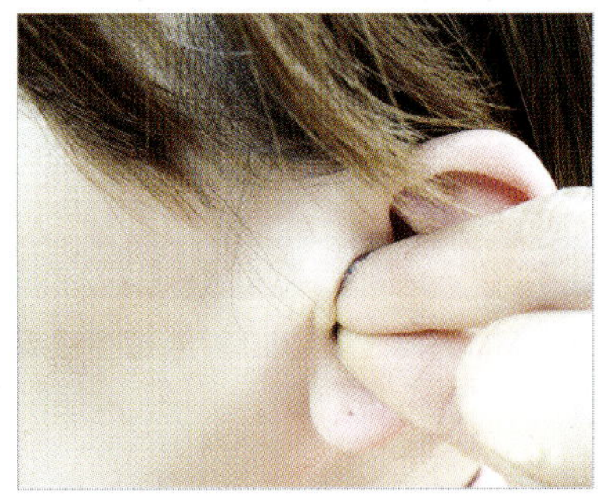

▶그림 시지와 모지로 안쪽으로부터 바깥쪽으로 이병을 잡아당긴다.

증을 느끼지 않을 정도가 적합하며 매번 3~5분간 실시한다.

2. 양손으로 양 귀를 뒤로부터 앞으로 쓸어주면 "슥슥"하고 소리가 들린다. 매번 20회 실시하고 매일 여러 번 실시한다. 장기간 행하면 신장을 강화하고 신체를 건강히 하는 효과가 뚜렷하다.

3. 양손의 시지를 곧게 펴서 양 귓구멍에 넣고 180도로 돌린다. 왕복 3회 정도 하고 난 뒤 갑자기 뺀다. 귀에서 "꽉"하는 소리가 난다. 일반적으로 3~6번 뽑는다. 이 방법은 청각의 감도를 높이고 뇌를 건강하게 하는 효능이 있다.

4. 양손은 주먹을 쥐고 모지, 시지로 이륜의 상, 하를 이륜이 충혈되고 열이 날 때까지 마찰한다. 이 방법은 뇌를 건강히 하고 신장을 강화하며 귀를 잘 듣게 하고 눈을 밝게 하는 효능이 있으며 양위, 빈뇨, 변비, 허리와 다리통증, 경추병, 심계항진, 가슴이 답답하며, 두통, 머리가 어지러운 증상 등을 예방할 수 있다.

5. 양손의 손바닥을 마찰하어 열을 내고 뒤에서 귀 정면으로 마사지하고 다시 앞에서 귀 뒷면을 5~6회 마사지한다. 이 방법은 경락을 소통시키고 신장과 전신의 장기도 강화하는 효과를 얻을 수 있다.

49 가슴이 답답한 증상

가슴이 답답한 증상은 호흡이 힘들고 산소가 부족한 감이 드는 것을 말한다. 이는 신체기관의 기능성 표현으로써 인체에 질환이 발생하게 되는 최초 증상의 하나일 수도 있다.

질환의 원인에 따라 치료방법도 다르며 결과도 다르다.

증상은 가벼울 수도 있고 심할 수도 있는데 가벼운 사람은 아무 일도 없는 것 같고 심한 사람은 힘들어 한다. 마치 돌이 가슴을 내리누르고 있는 듯하며 심지어 호흡곤란이 오기도 한다.

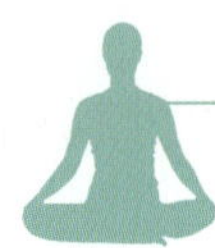

▶ **취혈** 심장, 신문, 이첨, 내분비, 신장, 폐, 피질하부 등 반사구.

▶ **마사지기법**

1. 귀를 깨끗이 씻은 다음 아래로부터 위로 귓바퀴를 가볍게 5~8회 문지른다. 힘은 삼투력 있게 국부가 가벼운 통증을 느낄 정도로 마사지한다.

2. 심장, 신문반사구를 점차 힘 있게 10~20회 참을 수 있을 정도로 문지른다. 양 귀를 번갈아 마사지한다.

3. 이첨, 내분비반사구를 3~5분간 누르며 문지른다. 반복하여 3회 열이 나고 팽창하는 느낌이 날 정도로 마사지한다.

4. 신장, 폐, 피질하부반사구를 각각 3분씩 속도가 너무 빠르지 않게 누르며 문지른다.

5. 모지와 시지로 반복하여 상술한 반사구를 5~10회 문지른다. 힘은 약하게 시작하여 강하게, 다시 강하게 시작하여 약하게 마지막에 천천히 끝마친다.

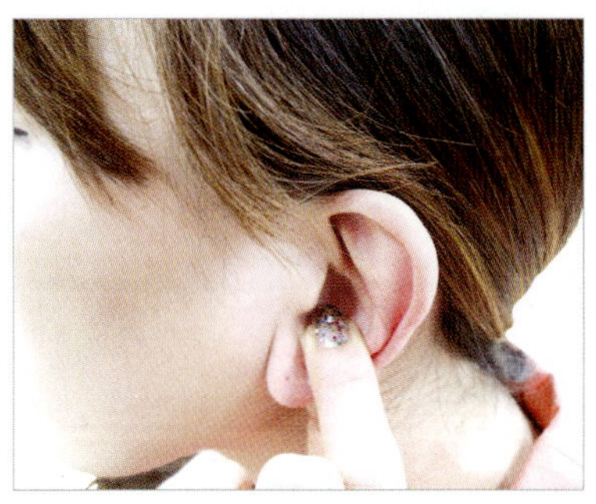

▶그림 심장반사구를 누르며 문지른다.

▶ Point 가슴이 답답한 환자의 주의사항

가슴이 답답한 증상은 협심증의 주요 증상의 하나로서 자주 가슴이 답답한 환자는 반드시 구급약품을 준비해두어야 한다. 예를 들면 질산글리세린 등이다.

50 구토

구토는 소화기계통의 흔한 질환이다. 구토는 주로 위의 실조로 기가 역으로 올라오는 증상이다. 구토는 발병시 음식이나 가래, 타액 등이 위에서 역으로 올라와 위의 내용물이 식도로 역상승하여 입으로 토해내는 것이다. 구토는 세 개 단계로 나뉘는데 메스꺼움, 헛구역질, 구토 등인데 일부 구토는 메스껍거나 헛구역질 증상이 없다.

▶ **취혈** 위, 비장, 분문, 식도, 교감, 신문, 췌장, 담낭, 간, 십이지장, 피질하부 등 반사구.

▶ **마사지기법**

매번 3~4개의 혈위를 취해 무 씨앗이나 장구채 씨앗을 0.5cm×0.5cm의 테이프에 놓고 상응한 혈위에 붙인다. 매일 매 혈위를 5회 누르며 매번 국부가 시큰시큰하고 땡땡하며 통증을 느낄 정도로 마사지한다. 2~3일에 한 번씩 갈아붙이고 여름에는 하루에 한 번씩 갈아붙인다. 피부가 민감한 사람은 사용시 수시로 관찰하며 불편한 감이 있으면 바로 떼야 한다.

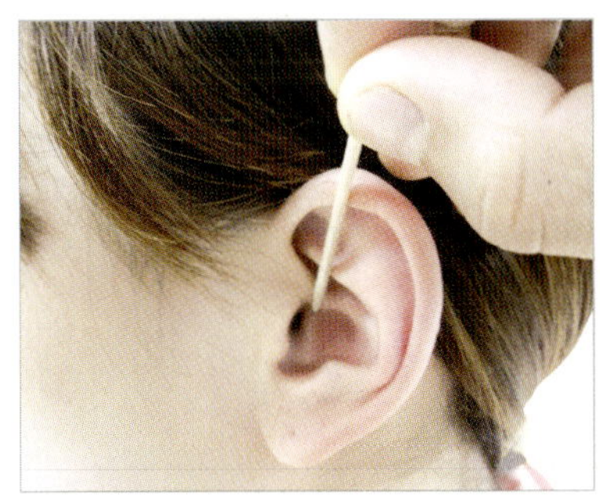

▶**그림** 췌담반사구를 누른다.

▶ Point 구토를 완화시키는 방법

• 사탕수수즙 작은 컵으로 한 컵, 생강즙 한 술을 섞어서 가열하여 마

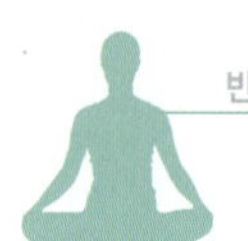

신다. 매일 2회 마신다. 구토나 헛구역질에 효과가 있다.

• 계란 2개, 설탕 5g, 쌀식초 100g을 섞어 끓인다. 매일 1회 마신다. 구토에 쓰이는데 효과가 뚜렷하다.

51 자한(自汗), 도한(식은땀)

외부환경의 영향이 아니라 낮에 때때로 식은땀이 나며 운동 후 심한 사람은 식은땀이 나거나 잘 때 땀이 나며, 깬 후 땀이 멎는 증상을 가리켜 도한(盜汗), 또는 침한(寢汗)이라고 한다.

자한, 도한은 음양실조, 신체의 건강상태가 좋지 못하여 땀이 바깥으로 흘러나오는 질환이다. 자한은 폐부의 기혈이 견고하지 못하거나 영위불화에 속하며 도한은 음허상초열 혹은 심장과 비장이 기운이 부족하여 심액을 가두지 못하는데 속한다. 자한이나 도한인 환자는 다수가 내장이 허약하므로 과로하지 말고 운동으로 몸을 가꿔야 한다.

▶ **취혈** 폐, 신장, 비장, 위, 부신, 교감, 피질하부 등 반사구.

▶ **마사지기법**

귓바퀴를 소독하고 한 알의 무 씨앗, 장구채 씨앗 등을 0.5cm× 0.5cm의 테이프에 놓고 상응한 혈위에 붙인다. 매번 3~4개의 혈위를 취하여 붙이고 폐, 신장, 비장 위주로 양 귀를 번갈아 붙인다.

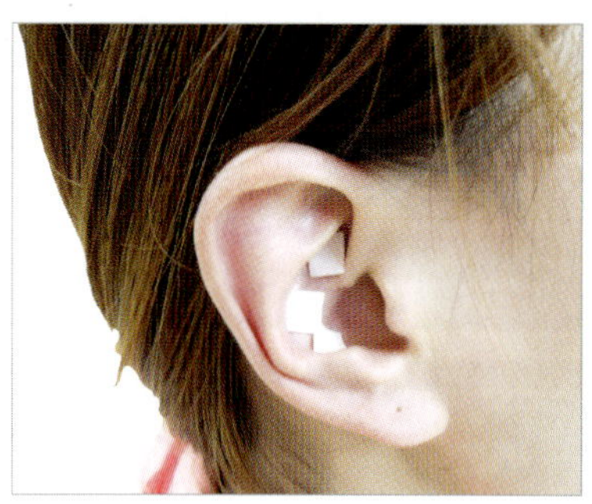

▶그림 신장, 비장, 폐반사구에 붙인다.

▶ Point 자한, 도한을 감소시키는 방법

- 땀이 나면 감기에 걸리기 쉬우므로 차가운 바람을 피하고 보온이 잘 되는 옷을 착용한다.
- 땀이 나면 바로 닦아야 한다.
- 땀이 많이 나는 사람은 자주 옷을 갈아입어야 하며 옷과 침구의 청결과 건조를 유지시켜야 한다.

52 허리가 시큰시큰하고 등이 아픈 증상

허리가 시큰시큰하고 등이 아픈 증상은 중노년에게서 많이 발생한다. 이같은 증상의 주요 원인은 요추의 퇴행성변화와 만성근육손상이다. 그리고 불량한 자세는 인체의 추간판에 부동한 압력을 가하게 된다.

허리가 시큰시큰하고 등이 아픈 증상은 오래 앉아서 업무를 보거나 차거나 과로를 하면 통증이 가중화된다.

▶ **취혈** 심장, 신문, 신장, 내분비, 간, 담낭, 침골, 경추, 흉추, 요추, 선추 등 반사구.

▶ **마사지기법**

매번 2~4개의 혈위를 취하여 장구채 씨앗, 무 씨앗, 육신환 한 알을 0.5cm×0.5cm의 테이프에 놓고 상응한 혈위에 붙인다. 시지, 모지로 시큰시큰하고 땡땡하며 저리고 통증이 날 정도로 누르며 주무른다. 매일 4~6회 마사지한다. 매번 한쪽 귀에 붙이고 양 귀를 번갈아 붙인다. 매번 2일간 붙이고 10회를 한번의 치료과정으로 한다.

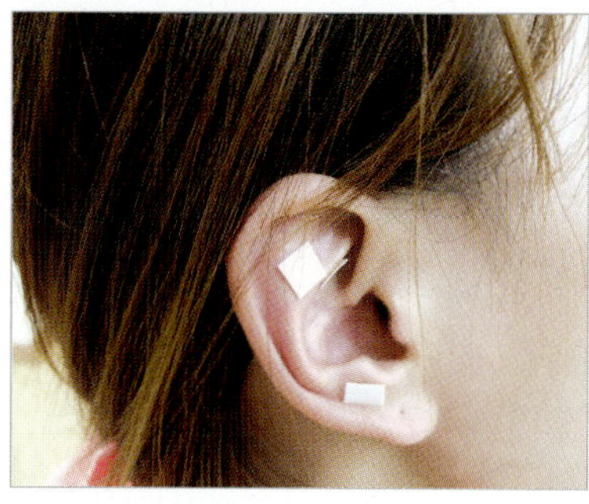

▶**그림** 신장, 침골, 요추, 선추 반사구에 눌러 붙인다.

▶ Point 허리와 등의 통증을 해소하는 방법
- 업무를 보면서 자주 앉은 자세를 바꾼다. 장기간 앉아서 업무를 보는 사람은 자주 기지개를 켜 허리근육의 긴장을 풀어주어야 한다.
- 여름에 날씨가 더울 때 에어컨을 등에 대고 쐬지 말아야 한다. 그렇지 않으면 쉽게 등의 근육이 경직된다.

53 면역력저하

면역력은 인체 자신의 방어 기제에 해당한다. 면역력은 인체가 외부의 바이러스, 세균을 식별, 소멸하고 노화, 사망하는 자신의 세포를 처리하고 체내의 이상한 세포의 기능을 식별하고 처리하는 능력을 말한다. 같은 상황에서 왜 어떤 사람은 병이 나고 어떤 사람은 아무 일도 없는 것인가? 이는 각자의 면역력이 다르기 때문이다.

인체의 면역력실조나 면역계통에 문제가 생기면 면역계통이 정상적으로 보호작용을 발휘하지 못하여 쉽게 세균, 바이러스, 진균류 등에 감염되어 감기, 편도선염, 천식, 기관지염 등 질환의 반복적인 발생을 일으킨다.

▶ **취혈** 심장, 신문, 내분비, 비장, 위, 간, 담낭, 신장 등 반사구.

▶ 마사지기법

매번 3~4개의 혈위를 취하여 무 씨앗이나 장구채 씨앗 한 알을 0.5cm×0.5cm의 테이프에 놓고 상응한 혈위에 붙인다. 시지, 모지로 마주하여 귀가 시큰시큰하고 땡땡하며 저리고 통증이 날 정도로 누르며 주무른다. 매일 6~8회 마사지한다. 매번 한쪽 귀에 붙이고 양 귀를 번갈아 붙인다. 매번 2일간 붙이고 여름에는 하루에 한 번씩 갈아 붙인다. 10회를 한번의 치료과정으로 한다.

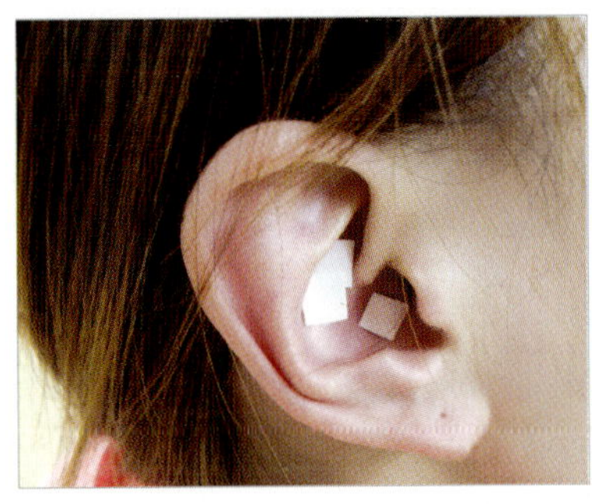

▶그림 비장, 심장, 신장반사구에 눌러 붙인다.

▶ Point 면역력을 향상시키는 방법

- 풍부하고 균형 있는 영양을 섭취하고 물을 많이 마시고 운동을 많이 하며 휴식을 잘 하고 단 음식을 적게 먹고 기름진 음식을 적게 먹으며 술을 적게 마시고 자연을 많이 접촉하고 많이 웃는 등은 모두 면역력을 향상시키는 좋은 방법이다.

참고문헌

설륜성(2007) 스포츠마사지가 무용수 상해예방에 주는 효과 연구. 전북대학교 대학원 석사학위논문.

한선주(2008) 스포츠마사지가 고등학교 레슬링선수의 순발력과 민첩성에 미치는 영향. 경기대학교 스포츠과학대학원 석사학위논문.

고수성(2006) 스포츠 마사지의 효과에 관한 고찰. 울산대학교 산업대학원 석사학위논문.

배도섭(2008) 스포츠 마사지가 지연유발근육통(DOMS)에 대한 통증 및 혈중 지질에 미치는 영향. 한신대학교 스포츠재활과학대학원 석사학위논문.

전진열(2008) 카이로프랙틱과 스포츠마사지가 만성요통 환자의 요통자각도와 통증관련 생활요인에 미치는 효과. 대구가톨릭대학교 일반대학원 석사학위논문.

김민선(2002) 스포츠 마사지가 비만자의 지질대사에 미치는 효과. 용인대학교 교육대학원 석사학위논문.

백승현(2009) 일과성 운동 후 회복기 스포츠마사지가 근기능, 심혈관계기능, 혈중 피로물질 및 전해질 농도에 미치는 영향. 전북대학교대학원 박사학위논문.

배은혜(2007) 스포츠마사지가 여자 유도선수들의 자율신경변화에 미치는 영향. 용인대학교대학원. 석사학위논문.

김민형(2003) 운동 후 스포츠마사지가 혈중 젖산 농도 변화에 미치는 영향. 우석대학교교육대학원. 석사학위논문.

노판수(2002) 스포츠마사지가 장거리 달리기의 경기력과 부상예방 및 피로회복에 미치는 영향. 경희대학교 체육대학원 석사학위논문.

김덕영(2007) 요통환자를 위한 요통체조와 스포츠마사지가 건강에 미치는 영향. 우송대학교 보건복지대학원 석사학위논문.

백승현(2004) 카이로프랙틱과 스포츠마사지 골반 각의 변위에 의한 요통의 감소에 미치는 영향. 전북대학교 교육대학원 석사학위논문.

이영동(2003) 최대운동 후 스포츠마사지가 혈액세포에 미치는 영향. 조선대학교 교육대학원 석사학위논문.

박칠성(2008) 치료적 스포츠마사지가 지연유발근육통의 근손상지표에 미치는 영향. 동신대학교 대학원 석사학위논문.

김영빈(2000) 유형별 스포츠마사지 처치가 심폐기능, 호르몬반응 및 전해질 농도에 미치는 영향. 원광대학교대학원 석사학위논문.

신종윤(2009) 최대운동 후 스포츠마사지가 혈중 피로물질 대사에 미치는 영향. 우석대학교 교육대학원 석사학위논문.

최경삼(2003) 스포츠마사지 실시 전후 신체조성에 미치는 영향. 부경대학교 대학원 석사학위논문.

정문효(2001) 최대운동 후 스포츠마사지 처치가 혈액변인과 근통증 자각도에 미치는 영향. 국민대학교 스포츠산업대학원 석사학위논문.

최덕성(2007) 스포츠마사지가 섬유근통증후근 환자의 삶의 질과 통증척도에 미치는 영향. 원광대학교 대학원 석사학위논문.

강현희(2002) 한국 스포츠마사지의 실태 및 발전방향 연구. 고려대학교 대학원 박사학위논문.

송명현(2003) 신체접촉을 통한 스포츠마사지가 자폐아의 적응행동에 미치는 효과. 공주대학교 교육대학원 석사학위논문.

차지현(2006) 고교 볼링선수들의 경기 중 스포츠마사지가 근 피로회복에 미치는 영향. 명지대학교 대학원 석사학위논문.

조영윤(2003) 무용전공자를 위한 스포츠마사지 효과 연구: 서울소재 예술고등학교 중심으로. 경희대학교 대학원 석사학위논문.

김정석(2000) 스포츠센터 참가주부의 스포츠마사지 경험이 여가만족 및 생활만족에 미치는 영향. 용인대학교 대학원 석사학위논문.

이성주(2008) 최대하운동 후 스포츠마사지가 혈중 피로물질 및 대사 물질에 미치는 영향. 강릉대학교 대학원 석사학위논문.

손진수(2002) 스포츠마사지 처치가 견관절 동통 증후군 환자의 견관절 가동성 향상 및 통증 완화에 미치는 영향. 고려대학교 대학원 석사학위논문.

오동우(2004) 스포츠마사지 프로그램이 지연유발근육통의 통증과 근육손상지표에 미치는 영향. 원광대학교 대학원 박사학위논문.

남정우(2001) 마사지 처치가 회복기의 에너지 대사 및 전해질에 미치는 영향. 전남대학교 교육대학원 석사학위논문.

김용서(2009) 고관절 부위와 마사지가 하체 체형 변화에 미치는 영향. 인제대학교 대학원 석사학위논문.

황병관(2010) 마사지와 스트레칭이 볼링선수들의 체력 훈련과 볼링 경기 후 피로회복에 미치는 영향. 대구가톨릭대학교 교육대학원 석사학위논문.

박상욱, 강현희(2004) 여가활동으로서의 스포츠마사지의 가치 연구. 한국스포츠리서치, 15권 5호, 839-846.

백승현, 신명희, 황은아, 강희성, 김형준(2009) 스포츠마사지를 이용한 다리각도와 하지길이의 교정이 요통이 자각 감소에 미치는 영향. 운동학학술지, 11권 2호. 55-53.

이승열, 유경태(2009) 최대부하운동 스포츠 마사지가 하지 근력 회복에 미치는 영향. 운동학학술지, 11권 3호, 41-51.

노판수, 윤우상, 박현(2003) 스포츠마사지가 장거리 달리기의 경기력과 부상예방 및 피로회복에 미치는 효과. 체육학논문집. 31권, 65-74.

백승현, 강희성, 공미애(2007) 운동 후 회복기 스포츠 마사지가 심장 자율신경 활동에 미치는 영향. 운동과학, 16권 3호, 271-280.

진행미, 황선주, 김창호(2009) 스포츠마사지가 고등학교 레슬링선수의 순발력과 민첩성에 미치는 영향. 대학무도학회지, 11권 2호, 287-298.

정동혁(2003) 스포츠의학에 있어서 칠적 스포츠마사지에 대한 탐색. 체력과학연구, 26권 1호, 83-110.

김영빈(2005) 스포츠마사지 프로그램이 통풍의 통증평가척도에 미치는 영향. 체력과학연구. 28권, 29-43.

홍성찬, 박병근, 정동혁(2002) 이상근증후군에 있어서 치료적 스포츠마사지의 효과. 체력과학연구. 25권 1호. 1-18.

백종희, 윤미숙, 박상갑, 권유찬, 채종훈(2001) 최대운동 후 스포츠마사지가 회복기 심폐기능 및 젖산 농도에 미치는 영향. 한국체육학회지, 40권 3호, 825-834.

신범철, 육조영(1998) Sports Massage의 시술자세와 촉진에 관한 연구. 한국스포츠리서치. 9(1).

육조영 외(1991) 스포츠 마사지와 운동요법. 도서출판 홍경.

육조영(1992) 스포츠 마사지와 치료방법론. 도서출판 홍경.

육조영(1998) 스포츠 마사지론. 도서출판 홍경.

육조영(1998) 운동후 Stretching과 Sports Massage가 피로회복에 미치는 영향. 한국스포츠리서치, 9(2).

육조영(1999) 발관리요법. KSIDI 출판부.

육조영(1999) 수면요법. KSIDI 출판부.

육조영(1999) 피부마사지 요법. KSIDI 출판부.

육조영, 김명기, 이윤근, 임정일, 김석일, 김희선(2000). 스포츠 마사지학. 도서출판 홍경.

Antoni, M.H., Goodkin, K., Goldstein, V., Laperriere, A., Ironson, G., & Fletcher, M.A.(1991) Coping responses to HIV-1 sorostatus notification predict short-term affective distress and one year immunologic status in HIV-seronegative and seronegative gay men [Abstract]. Psychosomatic Medicine. 53, 227.

Arkko, P.J., Pakarinen, A.J., & Kari-Koskinen, O.(1983) Effects of whole body massage on serum protein, electrolyte and hormone concentrations, enzyme activites, and hematological parameters. International Journal of Sports Medicine. 4, 265-267.

Armstronh, R.B., Warren, C.L., & Wyatt, F.(1989) The effects of massage treatment on exercise fatique. Clinical Sports Medicine. 1, 189-196.

Balnave, C.D., & Thompson, M.W.(1993) Effects of training on eccentric exercise-induced muscle damage. Journal of Apple Applyed Physiology. 75, 1545-1551.

Barbach, L.(1983) For Each Other Doublenday Anchor Press.

Barlow, A., Clarke, R., Johnson, B., Seabourne, D., Thomas, & Gal, J.(2004) Effect of massage of the hamstring muscle group on performance of the sit and reach test. Br. J. Sports Med. 38, 349-351.

Barlow, Y., & Willouby, J.(1992) Pathophysiology of soft tissue repair. Britigh Medicine Bullitin. 48, 698-711.

Batavia, M.(2004) Contraindications for therapeutic massage: do sources agree? Journal of bodywork and movement therapies. 8, 48-57.

Berk, L.S., Nieman, D.C., & Youngberg, W.S.(1990) The effect of long endurance running on natural killer cells in marathoners. Medical and Science in Sports and Exercise. 22, 207-212.

Blalock, J.E.1984) The immune system as a sensory organ. Journal of Immuloligy. 32, 1067-1070.

Brahmi, Z., Tomas, J.E., Park, M., & Dowdeswell, I.A.G.(1985) The effect of acute exercise on natural killer cell activity of trained sedentary human sebjets. Journal of Allergy Clinical Immunology. 5, 321-328.

Cafarelli, E., & Flint, F.(1992) The role of massage in preparation for and recovery from exercise. Sports Medicine. 14, 1-9.

Callaghan, M.J.(1993) The role of massge in the management of the athlete : a review. British Jurnal of Sports Medicine. 27, 28-33.

Carroll, K.K., Flynn, M.G., Bodary, P.F., Bushman., Choi, D.H., Weiderman, C.A., Brickmanm, T.M., Brickman, L.E., & Brolinson, B.A.(1995) Resistance Training and immune system function of young men. Medical and Science in Sports and Exercise. 27, S176.

Clarkon, P.M., & Newham, D.J.(1994) Associations between muscle soreness, damage and fatigue. Advaned Experimental Medical Biology. 384, 457-469.

Clarkson, P.M., & Sayers, S.P.(1999) Etiology of exercise-induced muscle damage. Canadian Journal of Applied Physiology. 23, 234-248.

Corbin, L.(2005) Safety and efficacy of massage therapy for patients with cancer. Journal of cancer control. 12(3), 158-164.

Crenshaw, A.G., Thornell, L.E., & Friden, J.(1994) Intramusclular pressure, torque and swelling in the exercise-induced sore vastus lateralis muscle. Act Physiology Scandinavian. 152, 265-277.

Doershuckm, C.M., Allard, M.F., Lee, S., Brumawell, M.L., & Hogg, J.C.(1988) Effect of epinephrine on neutrophil kinetics in rabbit lungs. Journal of Applied Physiology. 63, 401-407.

Drew, T., Kreider, R., & Drinkard, B.(1990) Effects of post-event massage therapy on repeated ultra-endurance cycling. International Journal of Sports Medicine. 11, 407.

Edward, A.J., Bacon, T.H., Elms, C.A., Verardi, R., Felder, M., & Knight, S.C.(1984) Changes in the populations of lymphoid cells in human peripheral blood following physcal exercise. Clinical Experimental Immunology. 58, 420-427.

Eisenberg, D.M., Kessler, R.C., Foster, C., Norlock, F.E., Calkins, D.R., & Delbanco, T.L.(1993) Unconventional medicine in the United States: Prevalence, coats and patterns of use. New England Journal of Medicine. 328, 246-252.

Ernst, E.(1998) Does post-exercise massage treatment reduce delayed onset muscle soreness? A systematic review. British Journal of Sports Medicine. 32(3), 212-4.

Ernst, E.(2004) Manual therapies for pain Control: Chiropractic and massge. Clin. J. Pain. 20, 8-12.

Esperson, G.T., Elback, A., Ernst, E., Toft, E., Kaalund, S., Jersild, C., & Grrunner, N.(1990) Effect of physical exercise on cytokines and lymphocyte subpopulation inhnman peripherial blood. Acta Pathology & Immunology Scandinaviam. 98, 395.

Evans, W., & Cannon, J.(1991) Metabolic effects of exercise-induced muscle damage. Exercise and Sports Science Review. 19, 125.

Faulkner, J.A., Brooks, S.V., & Opiteck, J.A.(1993) Injury to skeletal muscle fibres during contraction : Conditions of occurrence and prevention. Physiological Therapy. 73. 911-921.

Ferrell-Torry, A.T., & Glick, O.J.(1993) The use of therapeutic massage as a nursing intervention to modify anxiety and the perception of cancer pain. Cancer Nursing. 16, 93-101.

Ferry, A., Picard, F., Duvallet, A., Weill, B., & Rieu, M.(1990) Changes in blood leukocyte populations induced by acute maximal and chronic submaximal exercise. European Journal of Applied physiology. 59, 435-442.

Field, T., Grizzle, N., Scafidi, F., & Schanberg, S.(1994) Massge and relaxation therapies' effects on depressed mothers. Manscript under reivew.

Field, T., Hernandez-Reif, M., Diego, M., Feijo, L., Vera, Y., & Gil, K.(2004) Massage therapy by parents improves early growth and development. Infant behavior & development. 27, 435-442.

Field, T., Morrow, C., Valdeon, C., Larson, S., Kuhn, C., & Schanberg, S.(1992) Massage

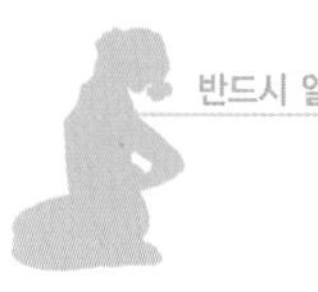

reduces anxiety in child and aldolesscent psychiatric patients. Journal of American Academic Child and Adolescent Psychiatry. 31, 125-131.

Fitts, R.H.(1994) Cellulae Mechanisms of muscle fatique. Physiololgical Review. 74, 49-94.

Flankiln, G.A.(1993) The role of massage in preparation for and recovery from exercise. Sports Medicine, 14(1).

Fraser, J., & Kerr, J.R.(1993) Psychophysiological effects of back massage on elderly insstitutionalized patients. Journal of Advance Nursing. 18, 238-245.

Fulmer, J.E.(1994) The effect of pre-performance massage on frequency in sprinters. Atheletic Training. 26.

Galloway, S.D.R., & Watt, J.M.(2004) Massage provision by physiotherapists at major athletics events between 1987 and 1998. Br. Sports Med. 38, 235-237.

Goats, G.C.(1994) Massage : the scientific basis of an ancient art. Part 1. Yhe techniques. British Journal of Sports Medicine. 28, 149-152.

Gupta, S., Goswami, A., Sadhukhan, A.K., & Mathur, D.N.(1996) Comparative study of lactate removal in short term massage of extremities, active recovery and a passive recovery period after supramaximal exercise sessions. International Journal of Sports Medicine. 17(2), 106-110.

Hart, J.M., Swanik, C.B., Tierney, R.T.(2005) Effects of sport massage on limb girth and discomfort associated with eccentric exercise. Journal of athletic training. 40(3), 181-185.

Hinds, T., Mcewan, I., Perkers, J., Dawson, E., Ball, D., & George, K.(2004) Effects of massage on limb and skin blood flow after quadriceps exercise. American college of sports medicine.

Hoffman-Goetz, L., & Pederson, B.K.(1994) Exercise and the immune system; a model of the stress response? Immunology Today. 15, 382-387.

Howatson, G., Garze, D., & Someren, K.A.(2005) The efficacy of ice massage in the treatment of exercise-induced muscle damage. Scand J. Med. Sci. Sports. 15, 416-422.

Howell, J.N., Chleboun, G., & Conatser, R.(1993) Muscle stiffness, Strength loss, swelling and soreness following exercise-induced injury in humans. Journal of Physiology. 464, 183-196.

Hunt, M.E.(1990) Physiotherapy in sports medicine. In : Torg, J.S., Welsh, P.R. & Shephard, R.G.(Eds.). Current Therapy in Sports Medicine. 2, 48-50.

Hunter, A.M., Watt, J.M., Watt, V., & Galloway, S.D.R.(2006) Effect of lower limb massage on electromyography and force production of the knee extensors. Br. J. Sports Med. 40, 114-118.

Ironson, G., & Field, T.(1996) Massage therapy is associated with enhancement of the immune system's cytotoxic capacity. International Journal of Neuroscience. 84, 205-217.

Ironson, G., Field, T., Scafidi, F., Hashimoto, M., Kumar, A., Price, A., Goncalves, A., Burman, I., Tetenman, C., Patarca, R., & Fletcher, M.A.(2000) Massage therapy is associated with enhancement of the immune system's cytotoxic capacity. International Journal of Neuroscience. 84, 205.

Ironson, G., Friedman, A., Klimas, N., Antoni, M., Fletcher, M.A., Laperriere, Simonneau, J., & Schniederman, N.(1994) Distress, denial and low adherence to behavioral interventions predict faster disease progression in gay men infected with immunodeficiency virus. International Journal of Behavior Medicine. 1(1), 90-105.

Jane, A.D., Richard, R.M., & Sarah, E.C.(1990) Effect of massage on serum level of β-endorphin and β-lipotropin in health adults, Physical therapy.

Jerrilyn, A., Cambron, D.C., M.P.H., Ph.D., Dexheimer, J., L.M.T., & Patrica Coe, D.C., C.M.T.(2006) Changes in blood pressure after various forms of therapeutic massage: a preliminary study. The journal of alternative and complement medicine. 12(1), 65-70.

Jonhagen, S., Ackermann, P., Eriksson, T., Saartok, T., & Renstrom, P.A.F.H.(2004) Sports massage after eccentric exercise. Am. J. Sports Med. 32(6), 1499-1503.

Kaye, A.D., Kaye, A.J., Swinford, J., Baluch, A., Bawcom, B.A., Lambert, T.J., & Hoover,

J.M.(2008) The effect of deep-tissue massage therapy on blood pressure and heart rate. The journal of Alternative and complementary medicine. 14(2), 125-128.

Kendall, A., Hoffman-Goetz, L., Houston, M., & MacNeil, B.(1990) Exercise and blood lympocyte subset responses : intensity, duration and subject fitness effects. Journal of Applied Physiology. 69(1), 251-260.

Kiecolt-Glaser, J.K., Glaser, R., Strain, E., Stout, J., Messick, G., Sheppaed, S. Ricker, G., Romisher, S.C., Briner, W., Bonnell, G., & Donnerberg, R.(1985) Psychosocial enhancement enhancement of immunocompetence in a geriatric population. Health Psychology. 4, 25-41.

Kiecolt-Glaser, J.K., Glaser, R., Strain, E., Stout, J., Tarr, K., Holliday, J., & Specicher, C.E.(1986) Modulation of cellular immunity in medical students. Journal of Behavior Medicine. 9, 5-21.

Kuipers, H.(1994) Exercise-induced muscle damage. International Journal of Sports Medicine. 15, 132-135.

Langewitz, W., Ruttiman, S., Laifer, G., Maurer, P., & Kiss, A.(1994) The intergration of alternative treatment modalities in hiv ibfection-the patient's perspective. Journal of Psyhosom Reserch. 38, 687-693.

Leach, R.E.(1998) Hyperbaric oxygen therapy in sports. American Journal of Sports Medicine. 26, 489-490.

Lehn, C., & Prentice, W.E.(1994) Massage In Prentice W.E.(ed). Therapeutic Modalities in Sports Medicine. St. Louis, Mosby-Year Book Inc., 335-363.

Lewis, M., & Johnson, M.I.(2006) The clinical effectiveness of therapeutic massage for musculoskeletal pain: a systematic review. Journal of Physiotherapy. 92. 146-158.

Lewis, R.K.(1995) A Physiologic evaluation of the sports massage. Athletic Training. 26.

Longworth, J.C.D.(1982) Psychophysiological effects of back massage in normotensive females. Advances Nurse Science. 4. 44-61.

Mackinnon, L.T.(1989) Exercise and natural killer cells: what is the relationship? Sports Medicine. 7, 141-149.

Mackinnon, L.T.(1993) Exercise & Immunology. Champaign. IL, Human Kinetics.

Mackinnon, L.T., & Jenkins, D.G.(1993) Decreased salivary immunoglobulins after intense internal exercise before and after training. Medicine and Science in Sports and Exercise. 25, 678-683.

McCarthy, D.A., Snyder, A.C., Foster, C., & Wehrenberg, W.B.(1998) The leukocytosis of exercise, a review and model. Sports Medicine. 6, 333-363.

McKechnie, G.J.B., Young, W.B., & Behm, D.G.(2007) Acute effects of two massage techniques on ankle joint flexibility and power of the plantar llexors. Journal of Sports Science and Medicine. 6, 498-504.

Meek, S.S.(1993) Effects of slow stroke back massage on relaxation in hospice clients. IMAGE: Journal of Nursing Scholarship. 25, 17-21.

Moraska, A.(2007) Therapist education lmpacts the massage effect on postrace muscle recovery. University of Colorado at Denver and Health Sciences Center, Denver, Co.

Mori, H., Ohsawa, H., Tanaka, T.H., Taniwaki, E., Leisman, G., & Nishijo, K.(2004) Effect of massage on blood flow and muscle fatigue following isometric lumbar exercise. Med. Sci. Monit. 10(5), 173-178.

Nieman, D.C., Henson, D.A., Gusewitch, G., Warren, B.J., Dotson, R.C., Butterworth, D.E., & Nehlsen-Cannarella, S.L.(1993) Physical activity and immune fuction in elderly women. Medicine and Science in Sports and Exercise. 25, 823-831.

Nosaka, K., & Clarkson, P.M.(1992) Relationship between post-exercise plasma CK elevation and muscle mass involved in the exercise. 25. 823-831.

Nosaka, K., & Clarkson, P.M.(1992) Relationship between post-exercise plasma CK elevation and muscle mass involved in the exercise. International Journal of Sports Medicine, 13(6), 471-475.

Oshida, Y., Yamanouchi, K., Hayamizu, S., & Satto, Y.(1988) Effect of acute physical exercise on lymphocyte subpopulation in trained and untrained subjects. International Journal of Sport Medicine. 9, 137-140.

Pedersen, B.K., Tvede, N., Hansen, F.R., Anderen, V., Bendixen, G., Bendtzen, K., Galbo, Haahr, P.M., Klarlund, K., Sylvest, J., Thomsen, B.S., & Halkjaer-Kristensen, J.(1988) Modulation of natural killer cell cativity in peripheral blood by physical exercise. Scandinabica Journal of Immunology. 27, 673.

Pedersen, B.K., Tvede, N., Klarlund, K., Christensen, L.D., Hansen, F.R., Galbo. H., Kharazmi, A., & kalkjaer-Kristensen, J.(1990) Indomethacin in vitro and in abolishes post-exercise supperssion of natural killer cell activity peripheral blood. International Journal of Sports Medicine. 11, 127-131.

Prentice, W.E.(1990) Therapeutic ultrasound In: Prentice, W.E.(Eds.). Therapeutic Modalities in Sports Medicine(3rd ed.). 255-287. St. Louis: Mosby-Yearbook.

Rinder, A.N., & Sutherland, C.J.(1995) An investigation of the effects of massage on quadriceps performance after exercise fatigue. Complement Therapy of Nurses and Midwifery. 1(4), 99-102.

Robertson, A., Watt, J.M., & Galloway, S.D.R.(2008) Effects of leg massage on recovery from high intensity cycling exercise. Br. J. Sports Med. 38, 173-176.

Rodenberg, J.B., Bar, P.R., & De Boer, R.W.(1993) Realation between muscle soreness and biochemical and funcional outcomes of eccentric exercise. Journal of Applied of Applied Physiology. 74, 2979-2983.

Rodenburg, R.J., & Shek, P.N.(1995) Amino acid, dieting, glycogen, muscle injury, overtraining, reactive, and species : Heavy exercise, nutrition and immune funtion. Is there a connection. International Journal of Sports Medicine. 16, 491-497.

Russell, M.(2006) Massage therapy and restless legs syndrome. Journal of bodywork and movement therapies. 11, 146-150.

Sala Horowitz(2007) Evidence-based indications for therapeutic massage. Alternative & complementary therapies. 30-35.

Schillinger, A., Koenig, D., Heafele, C., Vogt, S., Heinrich, L., Aust, A., Birnesser, H., & Schmid, A.(2006) Effect of manual lymph drainage on the course of serum levels of muscle enzymes after treadmill exercise. Am. J. Phys. Med. Rehabil. 85(6), 516–520.

Sellwood, K.L., Brunkner, P., Williams, D., Nicol, A., & Himman, R.(2007) Ice-water immersion and delayed-onset muscle soreness: a randomised controlled trial. Br. J. Sports Med. 41, 392–397.

Sherman, K.J., Cherkin, D.C., Kahn, J., Erro, J., Hrbek, A., Deyo, A.R., & Eisenberg, D.M.(2005) A survey of training and practice patterns of massage therapists in two US states. BMC Complementary and Alternative Medicine. 5, 13.

Sherman, K.J., Dixon, M.W., Thompson, D., & Cherkin, D.C.(2006) Development of a taxonomy to describe massage treatments for musculoskeletal pain. BMC complementary and alternative medicine. 6, 24.

Sims, S.(1986) Slow stroke back massage for cancer patients. Nursing Times, 82, 47–50.

Smith, L.L.(1991) Acute inflammation : The underlying mechanism in delayed onset muscle soreness? Medicine Science in Sports and Exercise. 23, 542–551.

Smith, L.L., Keating, M.N., Holbert, D., Spratt, D.J., McCammon, M.R., Smith, S.S., & Israel(1994) The effects of athletic massage on delayed onset muscle soreness, creatine kinase and neutrophil count: A preliminart report. Journal of Orthopedatric in Sports Medicine and Physical Therapy. 19, 93–99.

Smith, T.A., & Pyne, D.B.(1997) Exercise, training and neutropil function. Exercise Immunology Review. 3, 96–117.

Steves, R., MEd, ATC, PT(2005) Appraising Clinical Studies: A Commentary on the Zainuddin et al and Hart et al Studies. Journal of Athletic Training. 40(3), 186–190.

Tanaka, T.H., Leisman, G., Mori, H., & Nishijo, K.(2002) The effect of massage on localized lumbar muscle fatigue. BCM complementary and Alternative Medicine. 2, 9.

Targan, S., Britvan, L., & Dorey, F.(1981) Activation of human NKCC by moderate exercise : increased frequency of NK cells with enhanced capability of effector target lytic interactions. Clinical of Experimental Immunology. 45, 352–361.

Tharp, G.D., & Barnes, M.W.(1990) Reduction of salva immunoglobin levels by swim training. European Journal of Applied Physiology. 60, 61-64.

Tiidus, P.M.(1997) Manual massage and recovery of muscle funtion following exercise : A lietrature review. Journal of Orthopedic Sports Science and Physical Therapy. 25, 107-112.

Tiidus, P.M.(1998) Radical species in inflammation and overtraining. Canadian Journal of Physiological Pharmacology. 76, 533-538.

Tiidus, P.M., & Shoemaker, J.K.(1995) Effleurage massage, muscle blood flow and long team post-exercise strength recovery. International Journal of Sports Medicine. 16, 478-483.

Viitasalo, J., Nicman, K., & Kaappo, R.(1995) Efflcuragc, Musclc blood flow and long tcam post-exercise strength recovery. International Journal of Sports Medicine. 16, 478-483.

Viitasalo, J., Nieman, K., & Kaappo, R.(1995) Warm underwater water-jet massage improves recovery from intense physical exercise. European Journal of Applied Physiology. 71, 431-438.

Vindigni, D., Parkinson, L., Walker, B., Rivett, D.A., Blunden, S., & Perkins, J.(2005) A community-based sports massage course for Aboriginal health workers. Aust. Journal Rural Haelth. 13, 111-115.

Vindigni, D.R., Parkinson, L., Blunden, S., Perkins, J., Rivett, D.A., & Walker, B.K.(2004) Aboriginal health in Aboriginal hands: development, delivery and evaluation of a training programme for Aboriginal health workers to pormote the musculoskeletal health of Indigenous people living in a rural community. Rural and Remote Health. 4, 281.

Weinrich, S.P., & Weinrich, M.(1990) The effects of massage on pain in cancer patients. Applied Nursing Research. 3, 140-145.

Weltman, D.L.(1999) The effects of massage on athletes' cardiorespiratory system. Soviet Sports Review. 25(1).

Wood, S.A., Morgan, D.L., & Proske, U.(1993) Effects of repeated eccentric contractions on structure and mechanical properties of toad sartorius muscle. American Journal of Physiology. 265, C792-800.

Zainuddin, Z., Newton, M., Sacco, P., Nosaka, K.(2005) Effect of massage on delayed-onset muscle soreness, swelling, and recovery of muscle function. Journal of athletic training. 40(3), 174-180.

Zeitilin, D., Keller, S.E., Shiflett, S.C., Schlerifer, S.J., & Bartlett, J.A.(2000) Immunological effects of massage therapy during academic stress. Psychosomatic Medicine. 62, 83-87.

육조영

한국체육대학교 체육학과를 졸업하고 동 대학원에서 석사학위와 박사학위를 취득하였다. 서울복지
대학원대학교 교수, 연변대학교 겸직교수, 일본국립고지대학 객원교수, 한국스포츠인재개발원 이사
장을 역임하였다. 국립 한국체육대학교에서 생활체육대학 학장을 역임한 바 있고 현재 사회체육학
과 교수로 재직하고 있으며 대외협력단장, 스포츠 건강과학 융·복합 연구소장을 맡고있다. 한·중·
일 교육과정연구회 연구위원, 한국연구재단 선정평가 심사위원, 국정교과서 집필위원, 세계레크리
에이션 교육협회 집행위원장으로 활동하고 있다. 「운동 후 마사지가 면역세포와 혈액세포에 미치는
영향」 등 160여 편의 논문을 발표하였고 『Body Action Therapy』 등 60여 권의 저서를 집필하였다.

전지원

국립한국체육대학에서 체육학 석사학위를 취득하였으며 현재 동 대학원 박사과정을 수료하였다. 주
요 경력으로는 영국 ITEC에서 해부생리학과 홀리스틱마사지 과정을 이수하였으며 KELA-한국운동
지도자협회 부회장, 한국직업평생교육원 부원장, 2011~2014중앙서울마라톤공식 트레이너, 2015,
2016 동아세계마라톤 국제 엘리트선수 마사지트레이너, 미국 AL육상경기연맹 공식 스포츠마사지
트레이너로 활동하였다. 가천대학교 응급구조학과 외래교수를 역임했고 MBC TV 교양오락프로그
램, KBS TV 아침뉴스타임, EBS TV리얼체험 땀 등에 출연하였다. 현재는 한국체육대학교 외래강사
로 활동 중이다.